高职高专工学结合教改规划教材系列

Public Health

公 共 卫 生

主 编 钟要红

副主编 王妮妮 曲彤薇

戴 苡 赵海军

ZHEJIANG UNIVERSITY PRESS
浙江大学出版社

前　言

　　新中国成立以来，特别是改革开放以来，我国医药卫生事业取得了显著成就，覆盖城乡的医药卫生服务体系基本形成，疾病防治能力不断增强，医疗保障覆盖人口逐步扩大，卫生科技水平迅速提高，人民群众健康水平明显改善，居民主要健康指标处于发展中国家前列。尤其是抗击非典取得重大胜利以来，各级政府投入加大，公共卫生、农村医疗卫生和城市社区卫生发展加快，新型农村合作医疗和城镇居民基本医疗保险取得突破性进展，为深化医药卫生体制改革打下了良好基础。同时也应看到，当前我国医药卫生事业发展水平与人民群众健康需求及经济社会协调发展要求不适应的矛盾依然比较突出。城乡和区域医疗卫生事业发展不平衡，资源配置不合理，公共卫生和农村、社区医疗卫生工作仍比较薄弱。为切实改善基层卫生服务状况，国务院出台了《医药卫生体制改革近期重点实施方案（2009—2011年）》，明确将基层卫生服务定位于公共卫生服务和基本医疗服务。

　　本教材根据我国医疗体制改革精神和《国家基本公共卫生服务规范》，结合临床执业助理医师资格考试《预防医学》考试大纲，介绍基层公共卫生服务中所需的基本理论和基本技能，使学生具备开展社区公共卫生服务的基本知识和能力。主要内容包括人类生存环境及其与健康的关系，当前存在的主要环境问题，环境污染的来源、危害及防治原则等；空气、水、住宅环境、公共场所、化妆品与健康的关系及相应预防控制措施；饮食环境与健康的关系及相应预防控制措施；职业环境与健康的关系及相应预防控制措施；传染性疾病防治；慢性非传染性疾病管理；预防接种；消毒程序、常用方法、监测与效果评价及管理。

　　本教材面向基层公共卫生服务岗位，适用于社区责任医生培养时使用。由于编者的经验和水平有限，在教材内容选取和组织上难免存在不足之处，恳请各位同行和读者批评指正，以便今后不断加以完善。

编　者

2012年7月

目 录
CONTENTS

第一章　人类与环境

第一节　环境的概念

一、环境

环境(environment)是相对于某一事物来说的,是指围绕着某一事物(通常称其为主体)并对该事物会产生某些影响的所有外界事物(通常称其为客体),即环境是指相对并相关于某项中心事物的周围事物。世界卫生组织(WHO)公共卫生委员会给"环境"的定义是:在特定时刻由物理、化学、生物及社会的各种因素构成的整体状态,这些因素可能对生命机体或人类活动直接地或间接地产生现时的或远期的作用。《中华人民共和国环境保护法》则从法学的角度对环境概念进行阐述:"本法所称环境是指影响人类生存和发展的各种天然的和经过人工改造的自然因素的总体,包括大气、水、海洋、土地、矿藏、森林、草原、野生生物、自然遗迹、人文遗迹、风景名胜区、自然保护区、城市和乡村等。"这就是把人类以外的生物要素和非生物要素都看作人类的环境。环境与健康所研究的环境是人类生存的环境,也是与人类健康密切相关的重要条件。与人类健康关系密切的环境包括自然环境与社会环境。

自然环境(natural environment)按环境要素,又可分为大气环境、水环境、土壤环境、地质环境和生物环境等,主要就是指地球的五大圈——大气圈、水圈、土圈、岩石圈和生物圈。自然环境包括原生环境和次生环境两部分。

1.原生环境　原生环境(primary environment)是指天然形成的、未受或少受人为因素影响的环境。如人迹罕至的高山荒漠、原始森林、冻原地区及大洋中心区等。在原生环境中按自然界原有的过程进行物质转化、物种演化、能量和信息的传递。随着人类活动范围的不断扩大,原生环境日趋缩小。

2.次生环境　次生环境(secondary environment)是指在人类活动影响下,环境中的物质交换、迁移和转化以及能量、信息的传递等都发生了重大变化的环境。如耕地、种植园、鱼塘、人工湖、牧场、工业区、城市、集镇等。次生环境是原生环境演变成的一种人工生态环境。其发展和演变仍受自然规律的制约。这种变化对人类产生有利或有害的影响。人类的活动如能重视环境中的物质、能量的平衡,就会带来良好的影响。如果在生产过程中不重视环境中的物质、能量平衡,就会使次生环境的质量变劣,给人类带来灾难。

二、环境因素

人类环境中含有许多与健康有关的物质因素与非物质因素,按其属性可分为物理、化学、生物和社会因素。

(一)物理因素

太阳辐射、天然放射线元素产生的电离辐射、声波以及气温、气湿、气流与气压等气象条件都是人类环境中永存的自然物理因素(physical factor),在适当的接触或暴露水平,它们是人类生存必不可少的外部条件。但这些物理因素在环境中的强度过高或过低时都可对人类健康造成危害。除此之外,由于人类生产与生活等活动可对环境施加污染性物理因素,如使用机械与交通运输工具产生的噪声、振动,使用无线电通信设备产生的电磁辐射和使用放射线物质产生的电离辐射等。这些人为物理因素可使环境物理性状发生异常改变,危害人类健康。

(二)化学因素

空气、水体、土壤与食物中含有许多人类生存必不可少的化学物质,如氧气、水、必需微量元素等,均为化学因素(chemical factor)。但化学物质的过多或过少都可使机体受到损伤。例如,饮用水和食物中的微量氟有益于牙齿的正常发育,若氟摄入过多则会引起急、慢性氟中毒。另外,由于人为的污染原因,可使人类环境中化学物质的组成与含量发生异常改变,如锅炉废气向大气中排放,可改变空气的正常化学组成,使空气中二氧化硫(SO_2)与氮氧化物(NOx)等物质的含量增加;用含镉工业废水灌溉农田,农田土壤受到镉污染,农作物中镉含量显著增加。若人们长期过量接触这些化学污染物,可造成急、慢性化学性中毒或潜在性危害。

(三)生物因素

人类环境中的生物种类有动物、植物与微生物,它们构成自然环境的生物因素(biobehafactor)。这些生物通过食物链的方式相互之间进行能量传递与物质转移,实现各种化学元素从无机界到有机界,再从有机界到无机界的生物化学循环,保证环境的生态系统完整性和生态平衡。其中许多生物是人类赖以生存所需营养素的丰富资源。但是,有些生物可成为某类疾病的致病因子或传播媒介,如致病微生物与寄生虫、病媒昆虫等;又有些生物内部含有毒素,如河豚鱼体内的河豚毒素,发芽马铃薯中的龙葵素以及毒蛇、毒蜂与毒蕈所含有的相关毒素。

(四)社会因素

社会因素(social factor)包括政治经济制度、文化教育、军事措施、宗教信仰、生活方式和医疗卫生服务等。社会因素是一类非物质因素,作为外在信息刺激源通过机体的感觉器官系统对人的心理或精神领域起作用,它与物质环境因素一样对人类健康的作用具有双重作用,即良好的社会环境如政治稳定、经济条件优越、融洽的人际关系等可促使人精神愉快,心身健康;坏的社会环境如社会动乱、经济负担过重、战争暴发、恐怖活动、人际关系危机等可使人精神紧张,甚至诱发某些疾病。

三、人和环境的关系

人体通过新陈代谢和周围环境进行物质交换。物质的基本单元是化学元素。人体各种化学元素的平均含量与地壳中各种化学元素含量相适应。例如,人体血液中的60多种化学元素含量和岩石中这些元素的含量有明显的相关性。从这里可以看出化学元素是把人和环境联系起来的基本因素。自然界是不断变化的,人体总是从内部调节自己的适应性来与不断变化的地壳物质保持平衡关系。

在正常环境中,环境中的物质与人体之间保持动态平衡,使人类得以正常地生长、发育,从事生产劳动,并能使人们在积极劳动之后,迅速解除疲劳,激发人们的智慧和创造力。相反,环境中废气、废水和废渣、噪声等,常常使人们发生中毒,或者感到厌烦,难以忍受,注意力不易集中,容易疲劳和激动,工作效率降低,患病率上升。空气、水、土壤与食物是环境中的四大要素,都是人类和各种生物不可缺少的物质。环境污染首先影响到这些要素,并直接或间接地造成对人体健康的危害。

第二节 环境污染及其对健康的影响

一、环境污染的概念

环境污染(environment pollution)是指人类直接或间接地向环境排放超过其自净能力的物质或能量,从而使环境的质量降低,对人类的生存与发展、生态系统和财产造成不利影响的现象。具体包括:水污染、大气污染、噪声污染、放射性污染等。随着科学技术水平的发展和人民生活水平的提高,环境污染也在增加,特别是在发展中国家。环境污染问题越来越成为世界各个国家的共同课题之一。

严重的环境污染危害叫公害(public nuisance),即环境污染对居民健康以及生态平衡造成了严重影响的情况。

污染源(pollution)向环境排放有害物质,这些物质能够直接或间接危害人类健康,我们把它们称为污染物。

污染物可根据是否在环境中发生变化分为一次污染物和二次污染物,一次污染物是指从污染源直接进入环境,其理化性质未发生改变的污染物,如镉、汞、NOx、CO 等;二次污染物是指排入环境中的一次污染物在环境物理、化学、生物因素作用下,其本身发生变化,或在环境中与其他化学物质发生化学反应,形成理化性质与一次污染物不同的新污染物,如酸雨、过氧乙酰硝酸酯、有机汞等。

二、环境污染物的污染来源

环境污染源主要有以下几方面:

1. 生产性污染 工厂排出的废烟、废气、废水、废渣和噪音;大量使用化肥、杀虫剂、除草剂等化学物质的农田灌溉后流出的水;

2. 生活性污染 人们生活中排出的废烟、废气、噪音、脏水、垃圾;

3. 交通运输 交通工具(所有的燃油车辆、轮船、飞机等)排出的废气和噪音;

4. 其他 自然灾害如火山爆发、森林大火、地震等所释放的大量烟尘、废气等,都可使环境受到不同程度的污染,造成不良后果。

三、化学污染物在环境中的转归

污染物转归是指污染物进入环境以后,在环境物理、化学和生物因素的作用下,发生分布或迁移、生物转化、生物富集和自净作用的全部过程。转归过程可使污染物的数量与性质发生变化。其变化过程极为复杂,既可将有机物无机化,又可将无机物有机化;既可使某些污染物的毒性降低,又可使某些污染物的毒性增加。污染物在环境中的转归速度主要取决于污染物本身和其所处的环境条件等。

1.分布或迁移 由于环境因素的综合作用,污染物在环境中可发生分布或空间位置的移动。

2.生物转化 生物转化是指环境中污染物进入生物体内在其酶系统的催化作用下进行代谢转化的过程。生物转化后污染物的生物毒性发生改变,大部分的污染物经生物转化作用其毒性降低或消失;但也有一些污染物经生物转化后变成毒性更大的新的有害物质。

3.生物富集 生物富集(biological concentration)是指某些污染物(如甲基汞、有机氯农药等)进入生物机体内,逐渐蓄积并通过食物链的方式逐级转移,使污染物在生物体内的浓度逐渐提高的过程。

4.自净作用 自净作用是指少量污染物一时性地进入环境中,环境通过本身的物理、化学和生物学作用使污染物的浓度降低或使污染物危害消失,使破坏了的生态系统得到恢复的过程。环境的自净作用主要有以下三种方式:

(1)物理作用 进入到非生物环境(如大气、水、土壤)中的污染物可以通过稀释、扩散、沉降、冲洗、吸附与蒸发等途径使污染物浓度降低。

(2)化学作用 环境中的污染物可以通过中和、氧化、还原、水解等化学反应,使污染物分解失去毒作用或使毒性高的变成毒性较低的物质而达到自净。

(3)生物作用 进入土壤中的有机物,在微生物的作用下可发生一系列生物化学变化,包括有机物的无机化和有机物的腐殖质化。

四、人体对环境污染的反应过程

长期生活在不同地区的人群,对各种异常的外环境变化有着不同的反应性和适应性,任何外环境因素的变化,只有通过机体内环境的改变才能发生相应的效应。

(一)调节适应

当环境发生轻微异常改变,尚未超过人体正常调节功能时,人体通过自己的生理调节功能,对变化的环境产生适应,此时对人体不会发生危害和有害影响。

(二)机能代偿

人体的生理调节功能是有一定限度的。如果进入人体内的污染物剂量超过了人体正常调节功能时,则会引起某些生理功能的异常改变。但是这种改变尚未形成病理变化、产生症状的程度,这种情况称为机能代偿(function compensatary)。机能代偿是一个可逆过程,环境异常变化一旦停止,机体则向健康方面转化,生理功能完全恢复正常。相反,如果环境继续恶化,代偿机能不能恢复而向更严重的方向发展,变成不可逆状态。

(三)失代偿状态

如果环境异常变化加重,机体代偿功能发生障碍,则会呈现病理状态,出现症状,发生疾病或其他明显危害,这种情况称为代偿不能或失代偿。

五、环境污染对健康的危害

(一)特异性损害

1. 急性危害　环境污染物在短时间内大量进入环境,可使暴露人群在较短时间内出现不良反应、急性中毒甚至死亡。环境污染急性危害的产生主要包括下列类型:

(1)大气污染的烟雾事件　世界上发达国家,在工业化进程中,由于未重视环境保护,曾多次发生工业污染所致的急性中毒事件。如在英国多次发生的伦敦烟雾事件,美国的洛杉矶、纽约和日本大阪、东京发生的光化学烟雾事件,日本的四日市哮喘事件等。

(2)事故性排放的环境污染事件　20 世纪 80 年代以后,发展中国家工业化进程的步伐加快,因工业设计上的不合理、生产负荷过重或事故性废气、废水排放,导致工厂附近生活的居民发生急性中毒。如 1984 年印度博帕尔农药厂发生的异氰基甲酯泄漏事件,导致数十万人暴露于这种毒气中,2500 多人急性中毒而死亡。

(3)核泄漏事故　由于核工业迅速发展,原子能在工业上的应用剧增。从 20 世纪 70 年代以来苏联、美国、日本都先后发生过核电站核泄漏事故,给周围的居民带来了深重的灾难。放射性物质飘浮于上空,扩散到很远的区域,造成严重的远期危害效应。

2. 慢性危害　环境中有害污染物(因素)以低浓度、长时间反复作用于机体所产生的危害,称为慢性危害。无论环境化学污染物或有害的物理因素的长期暴露均可能造成慢性危害。但是,是否产生慢性危害与污染物(因素)的暴露剂量、暴露时间、化学污染物的生物半减期和化学特性、机体的反应特性等有关。低浓度的环境污染物(因素)对机体损害的逐渐积累,包括该物质在机体内的物质或功能蓄积是产生慢性危害的根本原因。

3. 致癌作用　目前癌症已成为严重危害人体健康和生命安全的多发病和常见病,全世界每年因癌症死亡人数达 400 万～500 万,我国每年约 70 万人死于癌症。我国从 1957—1995 年对部分城市人口死因进行的统计表明,肿瘤的死因构成顺位已从 1957 年的第七位上升到 1995 年的第二位,癌症的发病和死亡与环境污染有密切关系,其中主要是化学因素。

4. 致突变作用　生物细胞内的遗传物质和遗传信息突然发生剧变,称为突变。环境化学物引起生物体细胞的遗传物质发生可遗传改变的作用,称为环境化学物的致突变作用。凡能引起生物体发生突变的物质,称为突变物或诱变物。

5. 致畸作用　环境因素作用于胚胎引起胚胎致死效应,如重吸收、流产、死胎和整个胚胎或整个器官生长迟缓称为胚胎毒性或胚胎毒作用。放射线照射,某些药物(如"反应停")以及风疹病毒,已经肯定能干扰胚胎的正常发育,造成胎儿畸形。工农业生产环境中某些毒物、农药等,在动物实验中也发现有致畸作用。

(二)非特异性损害

环境污染物的非特异性损害作用主要是指污染物作为疾病的促进因素或者通过降低机体对疾病的抵抗力或者为特异性致病因素提供致病条件等来影响机体健康。例如接触二氧化硅粉尘的人群肺结核患病率增高;又如在二氧化硫严重污染地区的居民上呼吸道感染性疾病患病率增加。

六、环境污染的特点

(一)长期性

外界环境如大气、水体与土壤一旦受到污染,就很难及时消除。特别是污染物在环境中的浓度相对较小时,有害作用在短期内难以被发现,容易被人们忽视,使其对人体健康产生较长时间的有害作用。

(二)广泛性

由于污染物在环境中广泛迁移与分布,其影响的范围大,人口多,作用对象广。其危害对象包括男女老幼,甚至影响到子代的健康。

(三)复杂性

环境中的污染物既有生物性的,又有化学性、物理性的;污染物既可通过大气进入机体,又可随饮用水、食物进入机体;而且环境中各类污染物可同时共存。因此,探索环境污染危害的原因十分复杂。

(四)多样性

环境中污染物的危害是多种多样的,既可有局部损害作用,又可有全身损害作用;既可有急性损害作用,又可有慢性损害作用;既可有特异性损害作用,又可有非特异性损害作用;既可有直接损害作用,又可有间接损害作用。

第二章　环境与健康

第一节　室外空气与健康

人体与外界环境不断地进行着气体交换和热交换,以保持其正常的生命活动。因此,大气的物理、化学和生物学特性与人类的健康有着极为密切的关系。

一、大气的垂直结构

整个地球大气层像是一座高大而又独特的"楼房",按其成分、温度、密度等物理性质在垂直方向上的变化,世界气象组织把这座"楼"分为五层,自下而上依次是:对流层、平流层、中间层、暖层和散逸层。

(一)对流层

对流层是紧贴地面的一层,它受地面的影响最大。因为地面附近的空气受热上升,而位于上面的冷空气下沉,这样就发生了对流运动,所以把这层叫做对流层。它的下界是地面,上界因纬度和季节而不同。据观测,在低纬度地区其上界为 $17 \sim 18$ km;在中纬度地区为 $10 \sim 12$ km;在高纬度地区仅为 $8 \sim 9$ km。夏季的对流层厚度大于冬季。以南京为例,夏季的对流层厚度达 17km,而冬季只有 11km,冬夏厚度之差达 6km 之多。

(二)平流层

在对流层的顶部,直到高于海平面 $17 \sim 55$ km 的这一层,气流运动相当平衡,而且主要以水平运动为主,故称为平流层。在平流层中高约 $15 \sim 35$ km 处,有一厚度约为 20km 的臭氧层,能吸收太阳的短波紫外线和宇宙射线,保护地球上的各种生物免受这些有害射线的危害,得以生存繁衍。

(三)中间层

平流层之上,到高于海平面 $55 \sim 85$ km 高空的一层为中间层。这一层大气中,几乎没有臭氧,这就使来自太阳辐射的大量紫外线顺利地穿过了这一层大气而未被吸收,所以,在这层大气里,气温随高度的增加而下降得很快,到顶部气温已下降到 $-83 ℃$ 以下。由于下层气温比上层高,有利于空气的垂直对流运动,故又称之为高空对流层或上对流层。中间层顶部尚有水汽存在,可出现很薄且发光的"夜光云",在夏季的夜晚,高纬度地区偶尔能见到这种银白色的夜光云。

(四)暖层

从 80km 到 500km 的高空,称为暖(热)层,又叫电离层。这一层空气密度很小,据探测,在 120km 高空,声波已难以传播;270km 高空,大气密度只有地面的一百亿分之一,所以在这里即使在你耳边开大炮,也难听到什么声音。暖层里的气温很高,据人造卫星观测,在300km高度上,气温高达1000℃以上,所以这一层叫做暖层或者热层。

(五)散逸层

暖层顶以上的大气统称为散逸层,又叫外层。它是大气的最高层,高度最高可达到3000km。这一层大气的温度也很高,空气十分稀薄,受地球引力场的约束很弱,一些高速运动着的空气分子可以挣脱地球的引力和其他分子的阻力散逸到宇宙空间中去。根据宇宙火箭探测资料表明,地球大气圈之外,还有一层极其稀薄的电离气体,其高度可伸延到22000km的高空,称之为地冕。地冕也就是地球大气向宇宙空间的过渡区域,人们形象地把它比作是地球的"帽子"。

二、大气的物理性状及其卫生学意义

大气的物理性状包括与人类健康关系密切的太阳辐射、空气离子化、气象因素等。

(一)太阳辐射

太阳辐射是产生各种天气气象的根本原因,也是地球上光和热的源泉。太阳光谱通常由紫外线、红外线和可视线组成。

1.紫外线　是波长从10nm到400nm电磁波谱的总称,不能引起人们的视觉。1801年德国物理学家里特发现在日光光谱的紫端外侧一段能够使含有溴化银的照相底片感光,因而发现了紫外线。第二届哥本哈根光学会议根据其生物学效应将紫外线分为三段:

(1)短波紫外线　简称UVC,是波长200～280nm的紫外光线。短波紫外线在经过地球表面同温层时被臭氧层吸收,不能到达地球表面,但如果人们接受短波紫外线的照射,会对人体产生重要作用,因此,对短波紫外线应引起足够的重视。

(2)中波紫外线　简称UVB,是波长280～320nm的紫外线。中波紫外线对人体皮肤有一定的生理作用,具有抗佝偻病的作用,由于皮肤和皮下组织中的麦角固醇和7-脱氢胆固醇在B段紫外线作用下可形成维生素D_2(麦角钙化醇)和D_3(胆钙化醇),以维持正常钙磷代谢和骨骼的正常生长发育,所以这段紫外线具有抗佝偻病作用。此外,该段紫外线对皮肤可产生强烈的光损伤,被照射部位真皮血管扩张,皮肤可出现红肿、水泡等症状。若长久照射中波紫外线,皮肤则会出现红斑、炎症、皮肤老化,严重者可引起皮肤癌。中波紫外线又被称做紫外线的晒伤(红)段,是应重点预防的紫外线波段。

(3)长波紫外线　简称UVA,是波长320～400nm的紫外线。长波紫外线对衣物和人体皮肤的穿透性远比中波紫外线要强,可达到真皮深处,并可对表皮部位的黑色素起作用,从而引起皮肤黑色素沉着,使皮肤变黑,起到了防御紫外线,保护皮肤的作用。因而长波紫外线也被称做"晒黑段"。长波紫外线虽不会引起皮肤急性炎症,但对皮肤的作用缓慢,可长期积累,是导致皮肤老化和严重损害的原因之一。

2.红外线　波长760nm～1000nm,又称热射线,其主要的生物学作用是使机体产生热效应。红外线经皮肤吸收后,可使照射部位或全身血管扩张充血、血流速度加快,引起温度升高,促进细胞新陈代谢和细胞增生,并有消毒和镇痛作用。医学上可以利用红外线治疗冻伤、某些慢性皮肤疾患和神经痛等疾病。

过量的红外线照射能引起皮肤组织损伤,体温升高,当皮肤温度到达44～45℃时,则引起烧伤。过强的红外线照射机体还可引起热射病、日射病、红外线白内障等疾病。

3.可视线 波长为 400~760nm,为七色光谱,是视觉器官可以感受到的光线,根据波长由短到长分别呈紫、靛、蓝、绿、黄、橙、红等不同颜色。该段光谱综合作用于机体的高级神经系统,能提高视觉功能和代谢功能,平衡兴奋和镇静作用,是生物生存中不可少的条件之一。适宜的照度可以预防眼睛疲劳和近视,提高工作效率;但光线微弱可使视觉器官过度紧张而易引起疲劳。

(二)气象因素

气温、气流、气湿和气压这些气象因素对机体的体温调节、心脑血管功能、神经系统功能、免疫功能等生理活动起着综合调节作用。合适的气象条件,可使机体处于良好、舒适的状态。气象条件的变化超过机体调节能力的范围,例如酷暑、严寒、高湿、低气压、暴风雨等,则引起机体生理代偿能力下降,从而引起许多疾病,主要有心脑血管疾病、呼吸系统疾病等。

此外,气象因素对大气中污染物的扩散,也具有极重要的作用。

(三)空气离子化

空气中的气体分子或原子,在宇宙线、紫外线、雷电、瀑布、海浪等的作用下,使分子失去外层电子而成为带有正电荷的正(阳)离子,游离的电子与另一个中性分子结合,成为带负电荷的负(阴)离子。这种使空气中的气体分子或原子形成正、负离子的过程,称为空气离子化。每个正离子或负离子均能将周围 10~15 个中性分子吸附在一起形成小正离子或小负离子。这类小离子再与空气中的悬浮颗粒物、水滴等结合即形成直径更大的大正离子或大负离子。

空气负离子对人体的作用是有益的,但正离子也有其独特的生物学作用。在一般情况它们的生物学作用是相反的,但也不尽然。空气负离子的生物学作用概括起来有:①调节中枢神经系统的兴奋和抑制功能,缩短感觉时值与运动时值;②刺激骨髓造血功能,使异常血液成分趋于正常;③降低血压;④改善肺的换气功能,促进呼吸道纤毛颤动;⑤促进组织细胞生物氧化、还原过程。

三、大气污染与健康危害

(一)二氧化硫

1.理化性质与污染来源 二氧化硫(SO_2)是最常见的硫氧化物。无色气体,有强烈刺激性气味。二氧化硫是大气主要污染物之一。火山爆发时会喷出该气体,在许多工业过程中也会产生二氧化硫。由于煤和石油通常都含有硫化物,因此燃烧时会生成二氧化硫。当二氧化硫溶于水中,会形成亚硫酸(酸雨的主要成分)。若把二氧化硫进一步氧化,通常在催化剂如二氧化氮的存在下,便会生成硫酸。这就是对使用这些燃料作为能源的环境效果的担心的原因之一。

2.危害 二氧化硫进入呼吸道后,因其易溶于水,故大部分被阻滞在上呼吸道,在湿润的黏膜上生成具有腐蚀性的亚硫酸、硫酸和硫酸盐,使刺激作用增强。上呼吸道的平滑肌因有末梢神经感受器,遇刺激就会产生窄缩反应,使气管和支气管的管腔缩小,气道阻力增加。上呼吸道对二氧化硫的这种阻留作用,在一定程度上可减轻二氧化硫对肺部的刺激。但进入血液的二氧化硫仍可通过血液循环抵达肺部产生刺激作用。

二氧化硫可被吸收进入血液,对全身产生毒副作用,它能破坏酶的活性,从而明显地影响碳水化合物及蛋白质的代谢,对肝脏有一定的损害。动物试验证明,二氧化硫慢性中毒后,机体的免疫功能受到明显抑制。

二氧化硫浓度为 10~15ppm 时,呼吸道纤毛运动和黏膜的分泌功能均会受到抑制。浓度达 20ppm 时,引起咳嗽并刺激眼睛。若每天吸入二氧化硫浓度为 100ppm 的空气 8h,支气管和肺部出现明显的刺激症状,使肺组织受损。大气中二氧化硫浓度达 400ppm 时可使人产生呼吸困难。二氧化硫与飘尘一起被吸入,飘尘气溶胶微粒可把二氧化硫带到肺部使毒性增加 3~4 倍。若飘尘表面吸附金属微粒,在其催化作用下,使二氧化硫氧化为硫酸雾,其刺激作用比二氧化硫增强约 1 倍。长期生活在大气污染的环境中,由于二氧化硫和飘尘的联合作用,可促使肺泡纤维增生。如果增生范围波及广泛,形成纤维性病变,发展下去可使纤维断裂形成肺气肿。二氧化硫可以加强致癌物苯并(a)芘的致癌作用。动物试验表明,在二氧化硫和苯并(a)芘的联合作用下,动物肺癌的发病率高于单个因子的发病率,在短期内即可诱发肺部扁平细胞癌。

(二)可吸入颗粒物

1.理化性质　通常把粒径在 $10\mu m$ 以下的颗粒物称为 PM_{10},又称为可吸入颗粒物。颗粒物的直径越小,进入呼吸道的部位越深。$10\mu m$ 直径的颗粒物通常沉积在上呼吸道,$5\mu m$ 直径的可进入呼吸道的深部,$2\mu m$ 以下的可 100% 深入到细支气管和肺泡。

2.污染来源　主要来源于火力发电、钢铁、有色金属冶炼、水泥和石油化工企业的生产过程、垃圾的焚烧、采暖锅炉烟囱和家庭炉灶等排出的煤尘和粉尘,其次来源于自然界的风砂尘土、火山爆发、森林火灾等。

3.危害　可吸入颗粒物被人吸入后,会累积在呼吸系统中,引发许多疾病。对粗颗粒物的暴露可侵害呼吸系统,诱发哮喘病。细颗粒物可能引发心脏病、肺病、呼吸道疾病,降低肺功能等。因此,对于老人、儿童和已患心肺疾病者等敏感人群,风险是较大的。在肺部沉积率最高的是粒径为 $1\mu m$ 左右的颗粒物。这些颗粒物在肺泡上沉积下来,损伤肺泡和黏膜,引起肺组织的慢性纤维化,导致肺心病,加重哮喘病,引起慢性鼻咽炎、慢性支气管炎等一系列病变,严重的可危及生命。颗粒物对儿童和老年人的危害尤为明显。

可吸入颗粒物还具有较强的吸附能力,是多种污染物的"载体"和"催化剂",有时能成为多种污染物的集合体,是导致各种疾病的罪魁祸首。

(三)PM$_{2.5}$

1.理化性质　PM$_{2.5}$是指大气中直径小于或等于 $2.5\mu m$ 的颗粒物,也称为细颗粒物。科学家用 PM$_{2.5}$表示每立方米空气中这种颗粒的含量,这个值越高,就代表空气污染越严重。2012 年 2 月,国务院同意发布新修订的《环境空气质量标准》增加了 PM$_{2.5}$监测指标。

2.污染来源　PM$_{2.5}$主要来源于发电、工业生产、汽车尾气排放等过程中经过燃烧而排放的残留物。

3.危害　每个人每天平均要吸入约 1 万升的空气,进入肺泡的微尘可迅速被吸收、不经过肝脏解毒直接进入血液循环分布到全身。其次,会损害血红蛋白输送氧的能力,对贫血和血液循环障碍的患者来说,可能产生严重后果。例如,可以加重呼吸系统疾病,甚至引起充血性心力衰竭和冠状动脉等心脏疾病。再次,PM$_{2.5}$携带的有害气体、重金属等溶解在血液中,对人体健康的伤害更大。PM$_{2.5}$还可成为病毒和细菌的载体,为呼吸道传染病的传播推波助澜。人体的生理结构决定了对 PM$_{2.5}$没有任何过滤、阻挡能力,而 PM$_{2.5}$对人类健康的危害却随着医学技术的进步,逐步暴露出其恐怖的一面。

(四)氮氧化物

氮氧化物是只由氮、氧两种元素组成的化合物。常见的氮氧化物有一氧化氮(NO,无色)、二氧化氮(NO_2,红棕色)、笑气(N_2O)、五氧化二氮(N_2O_5)等,造成大气严重污染的主要是 NO 和 NO_2。

1.理化性质 氮氧化物难溶于水。其中 NO 是红褐色气体,有刺激性。

2.污染来源 全世界每年由于雷电、森林火灾、火山爆发和细菌分解含氮化合物浓度为 3000ppm 以上。温度越高,NO 的生成量越大。

3.危害

(1)刺激作用 由于 NO 难溶于水,故对上呼吸道及眼膜的刺激作用较小,而主要作用于呼吸道深部细支气管及肺泡。长期吸入低浓度 NO 可引起肺泡表面活性物质的过氧化,损害细支气管的纤毛上皮细胞和肺泡细胞,破坏肺泡组织胶原纤维,并可发生肺气肿样症状。它尚能缓慢地溶于肺泡表面的水分中,形成亚硝酸,对肺组织产生强烈的刺激及腐蚀作用,导致肺毛细血管壁通透性发生改变,使大量的血浆蛋白从血管中渗出,造成血管内胶体渗透压下降,过多的液体流入组织间隙,引起肺水肿。严重时,也能引起慢性阻塞性肺疾病(COPD)。NO 以亚硝酸根离子和硝酸根离子的形式通过肺而进入血液,经过全身循环后最后由尿排出,因此 NO 的影响不仅表现在呼吸道,而且在其他器官如肝脏、心脏等亦可发生继发性病变。

(2)对血液的影响 进入血液的亚硝酸和硝酸可以逐步与碱结合生成亚硝酸盐和硝酸盐,亚硝酸盐可使低铁血红蛋白转变成高铁血红蛋白,使血红蛋白的携氧能力降低,引起组织缺氧。

(3)促癌作用 动物实验表明,NO 能促使苯并(a)芘诱发支气管鳞状上皮癌的发病率增加。

(4)与其他污染物的联合作用 与多环芳烃(PAH)共存时,可使 PAH 发生硝基化作用,形成硝基 PAH。目前已知在硝基 PAN 中有很多物质有致突变性和致癌性。与烃类共存时,在强烈日光照射下,可发生光化学反应,生成一系列光化学氧化剂,对机体产生多种危害。

(5)对植物的影响 在高浓度 NO 影响下,植物叶面可出现不规则的坏死斑,在低浓度下植物生长可受到抑制。

四、大气卫生标准的概念

居民区大气中有害物质的最高容许浓度,即标准状态下,每立方米空气中所含某种污染物的量,常以 mg/m^3 表示。大气卫生标准是为保障居民(包括老、弱、病、幼和敏感人群以及长期居住者)的健康而制定,是保护环境以及评价大气污染程度,制定大气防护措施,检查大气卫生防护效果等的法律依据。超过此标准,会刺激眼睛、口腔、上呼吸道黏膜,引起人体的急慢性中毒和致癌、致畸、致突变的潜在危害,对人体健康产生不利影响。

大气中有害物质的浓度受生产周期、气象条件等因素的影响而经常变动。各种有害物质对机体产生的有害作用类型也各不相同。因此,我国的大气卫生标准规定了两种浓度的最高容许值,即日平均最高容许浓度和一次最高容许浓度。一次最高容许浓度是指任何一次短时间采样测定结果的最高容许值。有些物质能使人或动植物在短期内出现刺激、过敏或中毒等急性危害,则该物质必须制订一次最高容许浓度,这是确保接触者在短期内吸入该物不至于产生上述任何一种急性危害的上限值。日平均最高容许浓度是指任何一天内多次测定的平均浓度的最高容许值。对一些有慢性作用的物质都应制订此值,亦即经过长时间(数月、数年)的持续作用也不致引起最敏感对象发生慢性中毒或蓄积现象以及远期效应的日平均上限值,在任何24h内均不应超过,以达到防止污染物慢性和潜在性危害的目的。有些物质既能产生急性危害,又能产生慢性危害,则两种最高容许值都应制订。

五、大气环境的卫生防护

1. 全面规划,合理布局　工厂是社区大气污染物的主要来源。因此对工业企业的建设实行预防性卫生监督,做到全面规划、合理布局是防止大气污染的根本措施。在社区要严格控制工厂的发展规模和速度,以免引起社区环境质量的下降。工厂原则上应远离居民区,其位置应在社区主导风向的下侧,以减少对居民的影响。

2. 消烟除尘,综合利用　燃料燃烧产生的烟尘废气是社区大气污染的主要来源。其解决的办法有改进锅炉燃烧、安装消烟除尘设备、改善燃料构成和种类、做好卫生监测、大力开展绿化等。

第二节　室内空气卫生与健康

人一生中三分之二的时间在室内度过;现代人生活和工作在室内环境中的时间已达到全天的80%～90%,因此室内环境质量的好坏直接影响人们的身体健康。有研究显示,室内并不是安全的场所,有时室内污染反而更加严重。室内空气质量(IAQ)的重要性不言而喻。一个人每天需要1kg食品、2kg饮水,但所需空气则为10kg,室内空气质量(IAQ)对人的健康保障、舒适感受和工作学习效率尤为重要。

一、住宅基本卫生要求

为了提高居民的健康水平,住宅建筑物应采取各种措施特别是住宅工程设计措施来满足下列各项基本卫生要求:

1. 室内阳光充足,采光与照明良好;

2. 住宅应干燥,防止潮湿;

3. 空气清洁,避免室外污染物对室内空气的污染,冬季应有适当的换气设施;

4. 室内建筑材料、装饰材料、家用电器设备等不应带来有害影响;

5. 住宅组成和平面配置适当,有必要的主室和辅室,以适于家庭成员的使用,避免拥挤并保证家庭生活的方便;

6. 室内有适宜的微小气候,冬暖夏凉,必要时应有采暖、通风、防寒、隔热等设备;

7. 环境安静,保证人们的休息和睡眠;

8. 有上下水道和卫生设施,保证居民生活的良好室内卫生条件;

9. 能防止病媒虫等的侵扰和控制疾病的传播;

10. 室外有足够的绿化园地等。

二、室内空气污染来源

有时看上去宽敞、漂亮的房间,也许在不知不觉中已受到各种污染。居室内污染量达到一定的量将构成对人类健康不同程度的危害。室内环境对人类健康的影响,可大致分为以下几类。

(一)烹调油烟污染

烹调油烟含有多种有毒化学成分,厨房煮饭炒菜产生的一氧化碳、氮氧化物及强致癌物对机体具有肺脏毒性、免疫毒性、致癌致突变性。烹调油烟对人外周血淋巴细胞具有一定的毒性作用,烹调油烟对机体的体液免疫和细胞免疫功能均有一定的影响。有关烹调油烟的健康危害研究近年来已日益受到重视。

(二)辐射及尘埃污染

家用电器产生的辐射、静电等结合尘埃粒子霉菌、病毒等随空气流动而污染室内环境,危害人们身体健康。

(三)烟草烟雾污染

烟草的危害是当今世界最严重的公共卫生问题之一,烟雾中含有许多致病物质,如烟碱、二氧化氮、氢氰酸、丙烯醛、砷、铅、汞等,环境烟草暴露和肺癌发生有很强的病因学关系,已经被 40 多个流行病学研究所证实。

(四)生物性污染

主要来自家庭饲养的花鸟鱼虫和猫狗宠物,包括细菌、真菌(包括真菌孢子)、花粉、病毒、生物体有机成分等。

(五)人体代谢污染

由人体呼吸排入环境的气体污染物有 100 多种,由皮肤排泄的近 200 种。其中,影响人体健康的主要有体臭、氨、霉菌、病菌、病毒等。

(六)室外来源污染

室外空气中的各种污染物包括工业废气和汽车尾气通过门窗、孔隙等进入室内;人为带入室内的污染物等。

三、室内空气主要污染物对健康的危害

(一)甲醛污染

主要来源于室内家具与某些装饰材料。甲醛具有刺激作用与致敏作用,反复接触可致变态反应性疾病。甲醛浓度为 $0.13mg/m^3$ 时,可刺激上呼吸道黏膜;甲醛浓度为 $0.39g/m^3$ 以上时,使人感到明显不适,出现头疼、眩晕、恶心等;甲醛浓度达 $1.30mg/m^3$ 时可当即使人流泪、畏光等严重刺激。此外,动物实验证实,甲醛还能引起大鼠鼻腔扁平细胞癌。

(二)病原微生物污染

病原微生物对呼吸道传染病的传播有重要意义,如流行性感冒、麻疹、流行性腮腺炎、百日咳、白喉、猩红热、结核及军团病等,均可经空气传播。

(三)空调综合征

"空调综合征"在某种场合亦称"大楼综合征",这一建筑卫生学领域的新问题,在我国于 20 世纪 80 年代才引起人们的关注。目前认为,空调综合征是由多种因素综合作用引起的,

如室内空气污染和通风不良,温度、湿度、采光、空气负离子数、情绪等各种因素的失调。空调综合征的主要症状表现为:眼、鼻、咽、喉部有刺激感、头痛、胸闷、恶心、易疲劳、呼吸困难、嗜睡、哮喘等非特异症状。

(四)一氧化碳

一氧化碳(CO)是一种无色、无臭、无味、无刺激性的有害气体,比重为0.967。几乎不溶于水,在空气中比较稳定,不易与其他物质产生化学反应。室内空气中的CO主要来自燃料(如煤、木炭、燃气等)燃烧与吸烟过程。在较为封闭的室内环境中燃烧木炭、煤等燃料,或在卫生间违章安装燃气热水器,同时又无通风换气设施,这种情况极易出现急性一氧化碳中毒事件。CO是一种最常见的窒息性气体。CO随空气经呼吸道进入血液,与血液中的血红蛋白(Hb)、肌肉中的肌红蛋白和体内还原型细胞色素氧化酶的二价铁发生可逆性结合。CO和Hb结合成碳氧血红蛋白(HbCO)的结合力比氧气与Hb的结合力大200~300倍。而HbCO的离解速度只是氧合血红蛋白(HbO_2)的1/3600。因此,生成碳氧血红蛋白后,不仅减少了血细胞携带氧的能力,而且抑制、减缓了HbO_2的解析与氧的释放。可见,血红蛋白的载氧能力与释氧能力下降是CO导致机体组织缺氧的重要原因。室内一氧化碳浓度较高时,还可直接抑制组织细胞呼吸。室内长期低浓度CO还可损害心肌与中枢神经系统。据调查,动脉粥样硬化、心肌梗死、心绞痛等疾病与CO接触有密切相关。

(五)香烟烟雾

香烟烟雾中含有多种有害物质,最主要的有尼古丁、焦油及多环芳香烃,还有CO与重金属等。这些物质进入机体后对许多组织器官的生理、生化和代谢产生影响,降低机体抵抗力,诱发肿瘤,使人的期望寿命缩短。大量流行病学调查资料表明吸烟可增加许多疾病的发病率或死亡率,其中影响最大的是肺癌、支气管炎、肺心病等。吸烟不仅危害吸烟者本人的健康,由于散发的烟雾污染空气,使不吸烟者被动吸烟而受到危害。孕妇吸烟影响胎儿的健康,可导致死胎和自发性流产增多、早产和低体重增多。香烟烟雾还与环境中的其他污染物有协同致病作用。因此,要严禁在室内吸烟,特别是在封闭的室内环境状况如使用空调时更需禁烟。

四、住宅环境质量设计卫生要求

室内日照是指通过门窗进入室内的直接阳光照射。阳光作用于机体,使机体各系统的功能增强,如免疫力、组织再生力、新陈代谢等,促进机体发育,并且使人自觉舒适、精神振奋,提高工作效率。阳光中的紫外线具有抗佝偻病和杀菌作用。阳光直射可以提高室内温度,在南方炎热地区和华北地区,夏、秋季节室内日照过多,可以引起室内过热,因此夏季应尽量减少日照,防止过热。为了充分利用阳光的良好作用,冬季室内应保证有适当的日照时间,这对保证儿童的生长发育、预防佝偻病与呼吸道传染病尤为重要。

为使住宅的居室有良好的日照,在选择用地时,应选用有南向坡度的地区修建住宅楼,并远离大气污染源;住宅间应有足够的间距;居室应配置在良好朝向一侧;庭院中的高大树木应与住宅保持适当的距离,以免遮光;窗玻璃应经常保持清洁;室内家具布置也应尽量使人们可以接受更多的直射阳光。另外,应当有适当的室外活动时间,以弥补室内日照的不足。

五、室内采光与照明

太阳光谱和人工光源光谱中的可视部分(波长 400~760nm)是维持机体视功能的重要环境要素。合理的采光和照明,对机体的生理功能有良好的作用,使视功能和神经系统处于舒适状态,有利于提高工作效率。若采光和照明不良,不仅对全身一般生理状态有不良影响,同时可因视功能过度紧张而致全身疲劳。长期在光线不足条件下进行紧张的视力工作,可促成近视发生。因此,室内采光与照明,在质和量上都应满足卫生要求。

(一)自然采光的卫生要求

要满足视功能的生理要求,室内的自然照度至少需要 75lx。室内自然采光状况常用玻地比和自然照度系数来表示。

1.玻地比 指采光口有效采光面积与室内地面面积的比例。一般住宅室内玻地比在 1/15~1/5 之间,住宅居室应在 1/10~1/8 之间。在使用该指标时,要同时考虑投射角和开角的要求。投射角是指室内工作点与采光口上缘的连线和水平面所成的夹角。投射角不应小于 27°,如果采光口附近有遮光物时,还须规定开角的要求。开角是室内工作点与对侧室外遮光物最高点的连线和工作点与采光口上缘连线之间的夹角,开角不应小于 3°。

2.自然照度系数 或称采光系数,指室内水平面上散射光的照度与同时室外宽阔无遮光物地方接受整个天空散射光的水平面上照度的百分比。自然照度系数能反映当地光气候、采光口状况(大小、位置和朝向)、室外遮光物等的影响,所以是比较全面的指标。通常规定室内最暗处的自然照度系数住宅居室应不低于 0.5%,卫生间、楼梯间应不低于 0.3%。

(二)人工照明的卫生要求

在夜间或白天自然光线不足的情况下,须利用人工光源的直射光或散射光进行照明以满足人体功能的需要。人工照明应满足以下要求:

1.照度应足够 人工照明的照度标准可按视力工作精密程度和持续时间而不同。在阅读或从事缝纫等较精细的工作时,工作面的照度须高些,一般应达 100lx 左右,卧室则可低些,但不应低于 25lx,楼梯间不应低于 75lx。

2.照度稳定、分布均匀 如光源亮度不稳定,工作面时亮时暗或分布不均,工作面出现浓密的阴影,则视功能要适应不断变动或不均匀的照度,容易引起视觉疲劳。因此,人工照明光源亮度必须稳定,不晃动,工作面上尽量不产生阴影。室内相距 0.75m 的两个明暗不同的工作点,较暗点与较亮点的照度比应在 0.5 以上;相距 5m 者应在 0.3 以上。整个室内最暗点与最亮点照度之比应在 0.25 以上。

3.避免眩目 较强光源光线或反光强的物体的发射光直接照射到眼部,或物体与背景亮度明暗相差太远,都可以引起眩目。眩目可降低对比感度、识别速度和明视持久度,易致疲劳。

4.光谱组成接近昼光 人的视功能早已习惯于昼光,人工光源的光谱应尽可能接近昼光光谱。

5.人工照明设备应防止造成室内过热和空气污染。

六、我国医疗行业空气净化级别标准

(一)基本概念

空气净化(air purification):去除空气中的污染物质,使空气洁净的行为。

洁净度(cleanliness):洁净环境内单位体积空气中含大于或等于某一粒径的悬浮粒子的允许统计数。

洁净室(区)(clean room (area)):需要对尘粒及微生物含量进行控制的房间(区域)。其建筑结构、装备及其作用均具有减少对该房间(区域)内污染源的介入、产生和滞留的功能。

单向流(unidirectional air flown):沿着平行流线,以一定流速、单一通路、单一方向流动的气流,曾被称为层流。

非单向流(nonunidirectional air flown):具有多个通路循环特性或气流方向不平行的,不满足单向流定义的气流,曾被称为乱流。

(二)空气净化标准与要求

1.我国医药行业空气洁净度分级标准(表 2-1)

表 2-1　空气洁净度等级

等　级	每立方米空气中尘粒数	微生物最大允许数 *	沉降菌(个/皿 *)	浮游菌(个/m³)
100 级	≤3.5×10³	0	1	5
10000 级	≤3.5×10⁵	≤2×10³	3	100
100000 级	≤3.5×10⁶	≤2×10⁴	10	500
300000 级	≤10.5×10³	≤6×10⁴	15	—

* 用直径 9cm 的琼脂平板在空气中暴露 30min。

2.我国医院消毒卫生标准(GB 15982-1995)

WHO 推荐的医院内各部门空气微生物标准如表 2-2 所示。

层流洁净手术室、洁净病房空气中细菌菌落总数≤10CFU/m³。

表 2-2　WHO 推荐的医院内各部门空气微生物标准

级别	细菌菌落总数(cfu/m³)	适用范围
Ⅰ级	<10	器官移植、心血管、矫形等外科手术室保护性隔离等;灌注或配制注射液实验室
Ⅱ级	<200	无菌或手术室、供应室、婴儿室、中心灭菌单位、术后恢复室、早产儿及产房、石膏室(如在手术区内)、ICU
Ⅲ级	200~500	一般病房、治疗室、放射室、衣帽室、小手术室、浴室、按摩室、盥洗室

3.监测方法

浮游菌(airborne microbe):采用空气采样器(如撞击式或离心式采样器)收集悬浮在空气中的活微生物粒子,通过专用的培养基,在适宜的生长条件下繁殖到可见的菌落数。

沉降菌(settling microbe):采用平板暴露法收集空气中的活微生物粒子,通过专用的培养基,在适宜的生长条件下繁殖到可见的菌落数。

（1）测试时间

对单向流,测试应在净化空气调节系统正常运行时间不少于 10min 后开始。

对非单向流,测试应在净化空气调节系统正常运行时间不少于 30min 后开始。

（2）采样点数 与采样面积(m²)以及洁净度级别有关。

采样点数不得少于 2 个,总采样次数不得少于 5 次。每个采样点的采样次数可以多于 1 次,且不同采样点的采样次数可以不同。

（3）采样点位置

①采样点一般在离地面 0.8m 高度的位置上均匀布置。

②采样点多于 5 点时,也可以在离地面 0.8～1.5m 高度的区域内分层布置,但每层不少于 5 点。

（4）采样注意事项

①在确认洁净室(区)送风量、压差、换气次数达到要求后,方可进行尘粒与微生物采样检测。

②对于单向流,计数器采样管口朝向应正对气流方向,对于非单向流,采样管口宜向上。

③布置采样点时,应避开回风口。

④采样时,测试人员应在采样口的下风侧。

⑤进行浮游菌采样前,应先用消毒剂对空气微生物采样器进行严格消毒,并确认洁净室区)已经过消毒。

⑥测试人员必须穿戴符合环境级别的工作服。

⑦静态测试时,室内测试人员不得多于 2 人。

第三节　生活饮用水与健康

一、水与健康

水是生命之源,世界上最早的生命就是诞生于水中,在成人的组织中水的比重约占 70%,中年人的组织中水的比重约占 60%,老年人的组织中水的比重占 50%,其中血液里的占 90%,脑组织里占 85%,肌肉里占 75%,骨骼里占 50%,而新生儿体内的水可高达 80%～90%。如果人体中水的比重低于 50%,人的生命就会受到危险。

水对人的健康来说很重要,但是现在我国的水质受到严重的污染。中国科学院 1996 年发布的国情研究报告指出:对中国 532 条河流的污染状况进行的调查表明,已有 436 条河流受到不同程度的污染。中国湖泊达到富营养水平的已超过 63.6%。在中国人口密集地区的湖泊、水库已经全部受到了污染。

由于水质的污染,污水已成为人类健康的隐形杀手,世界卫生组织(WHO)调查显示:全世界 80% 的疾病是由于饮用水被污染造成的;全世界 50% 儿童的死亡是由于饮用水被污染造成的;全世界每年有 2500 万儿童死于饮用被污染的水引发的疾病;全世界 12 亿人因饮用被污染的水而患上多种疾病。

总之,水是生命之源,健康是人生一切的基础,热爱生活,关注健康!

二、水资源种类及其卫生学特征

地球上的天然水资源,分为降水、地面水和地下水三大类。

(一)降水

降水指雨、雪水。在降水过程中,雨、雪水因与大气接触可吸收大气中的一些污染物,并由于大气成分的地域性差异,使降水的化学组成出现差异。如沿海地区降水中的氯化钠浓度比内陆地区高;内陆地区则因大气中硫酸盐含量较沿海地区高而使降水中的硫酸盐含量较高。我国沿海岛屿和内地干旱地区的居民常收集降水供生活饮用。降水的特点是矿化度很低,在收集与保存过程中易被污染,且水量没有保证。

(二)地面水

地面水包括江、河、湖及塘等水。因其主要来自降水,故含盐类较少;但在流经地面时,大量杂质混入水中而含有较多的悬浮物质。季节、气候等自然条件对地面水的理化性质及细菌含量有较大影响。当降水大量进入江、河时,水量最大,此时称丰水期。一年中水流量最小,水位最低的时期称枯水期。江、河水在丰水期或暴雨后,水中常含有大量泥沙及其他杂质,使水混浊或带色,细菌含量增高,但盐类含量较低。

湖水由于流动较慢,湖岸冲刷较少,水中杂质沉淀较完全,因此水质一般较清澈。但往往有大量浮游生物生长、繁殖,使水着色并带臭味。有时,水体受城市污水及含氮、磷的工业废水的污染,使水中氮及磷含量大大增加,出现富营养化现象。

塘水容量较小,自净能力差,受地表生活性污染物质污染的机会多,因而是地面水中水质较差的水源。

(三)地下水

地下水可分为浅层地下水、深层地下水和泉水三种。

1.浅层地下水 浅层地下水系指潜藏在地表与第一个不透水层之间的水。浅井即取自浅层地下水。此种水多半来自附近渗入地下的降水或湖、河水。因经地层的渗滤,其中大部分悬浮物和微生物已被阻留,致使浅层地下水的水质物理感官性状较好,细菌含量较少;降水渗入地层时,因所经土壤的化学组成不同,而溶解了各种不同的矿物盐类,使水质变硬。

2.深层地下水 位于第一个不透水层以下的水被称为深层地下水,往往潜藏在两个不透水层之间。因距地表较深,覆盖的地层厚,不易受到地面的污染,水质及水量都比较稳定,水温恒定,水质无色透明,细菌数少,矿化度高,硬度大,是一种比较理想的饮用水水源,故常作为城镇集中式供水的水源之一。

3.泉水 由地表缝隙自行涌出的地下水称泉水。因地质构造不同,泉水分为靠重力流出的和靠压力流出的两种。前者多来自浅层地下水,故水质与浅层地下水相似,较易受污染,水量不稳定。后者来自深层地下水,水质与深层地下水相似。泉水在农村常用作分散式给水的水源。

三、饮用水基本卫生学要求

(一)保证流行病学上的安全

为了保证饮用水不传播介水传染病,《生活饮用水卫生标准》GB5749-2006中规定了4项微生物指标,即菌落总数、总大肠菌群、耐热大肠菌群、大肠埃希菌(表2-3)。

表 2 - 3　水质微生物指标

指　　标	限　　值
总大肠菌群（MPN/100ml 或 CFU/100ml）	不得检出
耐热大肠菌群（MPN/100ml 或 CFU/100ml）	不得检出
大肠埃希菌（MPN/100ml 或 CFU/100ml）	不得检出
菌落总数（CFU/ml）	100

为了确保水质安全,当水进行氯化消毒时,应保证接触时间不少于 30min;水中游离余氯应不低于 0.3mg/L。当自来水管网出现二次污染时,余氯易被消耗,故余氯可作为二次污染的信号,标准中规定管网末梢水中游离余氯不低于 0.05mg/L。饮用水中消毒剂常规指标及要求如表 2-4 所示。

表 2 - 4　饮用水中消毒剂常规指标及要求

消毒剂名称	与水接触时间	出厂水中限值	出厂水中余量	管网末梢水中余量
氯气及游离氯制剂（游离氯,mg/L）	至少 30min	4	≥0.3	≥0.05
二氧化氯（ClO_2,mg/L）	至少 30min	0.8	≥0.1	≥0.02

(二)感官性状良好

卫生标准中规定饮用水在外观上应无色、透明、无臭、无异味。清洁水应无色,当水质受到某种污染时,可呈现出特定的颜色。经过净化处理后的水体,色度通常不超过 15 度。清洁水应是透明的,当含有大量悬浮物时,则可使水产生浑浊。当浑浊度为 10 度时,可使人感到水的浑浊,因此饮用水标准中规定不超过 1 度,特殊情况下不超过 3 度。清洁水应不具有任何臭气和异味,如水中有异味,则可能是水被污染。

(三)化学性状良好,不含任何有害物质

为了使水质有良好的化学性状,使水质所含化学成分对人体健康有益无害,饮用水水质卫生标准规定了 11 项化学性指标和 15 项毒理学指标。前者主要是为了使水质不影响氯化消毒效果,不腐蚀自来水管,不影响日常生活使用等而规定的。后者是为了防止人体通过饮用水引起急、慢性中毒而规定的。同时为了防止放射性物质污染的危害,水质标准中规定了总 α 放射性和总 β 放射性的含量。

(四)水量充足,取水方便

饮用水水质除了应符合上述国家规定的卫生标准以外,水量也应满足城镇居民用水量的要求。根据我国部分省、市居民用水量的调查,集中式给水的居民每人平均日生活用水需要量约为 40～80L,而且取用要方便。

四、水质污染对健康的危害

(一)生物性污染

水中微生物绝大多数是天然寄生者,大部分来自土壤及大气降尘,对人一般无致病作用。但随垃圾、人和畜的粪便以及某些工农业废弃物进入水体的微生物可包括一些致病微生物,如饮用或接触此种未经消毒的水,则可引起介水传染病的流行。介水传染病(waterborneinfection disease)由存在于人类粪便、污水和垃圾中的病原体污染水源,人们接触或饮用后所导致的传染病。其流行原因有二:①水源受病原体污染后,未经妥善处理和消毒即供居民饮用。②处理后的饮用水在输配水和贮水过程中重新被病原体污染。地面水和浅井水都极易受病原体污染而导致介水传染病的发生。

介水传染病的病原体主要有三类:①细菌,如伤寒杆菌、副伤寒杆菌、霍乱弧菌、痢疾杆菌等。②病毒,如甲型肝炎病毒、脊髓灰质炎病毒、柯萨奇病毒和腺病毒等。③原虫,如贾第氏虫、溶组织阿米巴原虫、血吸虫等。它们主要来自人粪便、生活污水、医院以及畜牧屠宰、皮革和食品工业等废水。

介水传染病的流行特点表现为:①水源一次严重污染后,可呈暴发流行,短期内突然出现大量患者,且多数患者发病日期集中在同一潜伏期内,若水源经常受污染,则发病者可终年不断。②病例分布与供水范围一致。大多数患者都有饮用或接触同一水源的历史。③一旦对污染源采取处理措施,并加强饮用水的净化和消毒后,疾病的流行能迅速得到控制。

介水传染病一旦发生,危害较大。因为饮用同一水源的人较多,发病人数往往很多;且病原体在水中一般都能存活数日甚至数月,有的还能繁殖生长,一些肠道病毒和原虫包囊等不易被常规消毒法所杀灭。

据报道大约有40多种传染病可通过水而传播,如霍乱、痢疾、伤寒、副伤寒等肠道传染病,肝炎、脊髓灰质炎、眼结膜炎等病毒性疾病和血吸虫病、钩端螺旋体病、阿米巴痢疾等寄生虫病。介水传染病一般以肠道传染病多见,最典型的例子是印度新德里在1955年11月至1956年1月间,由于集中式给水水源受生活污水污染,而暴发的传染性肝炎流行,在170万人口中出现的黄疸病例就有29300人。隐孢子虫是一种肠道寄生虫,隐孢子虫感染人体导致腹泻是目前世界上腹泻病常见的原因。患隐孢子虫病的人或动物的粪便如果污染了饮水或饮水水源,可导致该病的介水流行。1987年在美国乔治亚州某地发生该病的流行时,64900名当地居民中有13000余人染病而出现以腹泻为主的临床症状,从病人粪便及水厂出厂水中均检出隐孢子虫囊。1993年,美国威斯康辛州某地也发生过一次涉及40.3万人的经自来水传播的隐孢子虫病大暴发,引起了全世界的关注。我国关于隐孢子虫病的报告甚少。

(二)化学性污染

目前常见污染水源的化学性物质有汞、镉、砷、铬、铅、农药等,这些污染物造成的危害程度,可因污染物在饮用水中的浓度以及持续污染的时间等有关。常见水体污染物的危害列举如下:

1. 汞 天然水体中的汞含量甚微,一般不超过 $0.1\mu g/L$。常见的汞污染源主要为工业企业如化工、仪表、冶炼、灯泡等工业废水;此外,医院废水与使用含汞农药也是常见的污染源。污染水体的汞多吸附在悬浮的固体微粒上而逐渐沉于水底,故底泥中汞含量较水中为高。污染水体的汞、特别是在底泥中的汞,在微生物的作用下可被甲基化形成有机汞(以甲基汞为主),后者毒性较无机汞增大许多倍,更易为生物体吸收,并可通过食物链在生物体内逐级浓集,致使某些水生物体内汞含量达到令人产生中毒的水平。日本熊本县水俣湾地区发生的水俣病就是由于居民长期食用该水俣湾含甲基汞甚高的鱼类而引起的一种公害病。当时造成50多人死亡、数百人致残的严重后果。甲基汞吸收入人体后分布很广泛,除肾、肝等脏器蓄积外,尚可通过血脑脊液屏障在脑组织内蓄积,也可透过血胎盘屏障进入胎儿体内,发挥胚胎毒性,已有调查报告指出甲基汞污染区内的畸胎率及染色体畸变率增加。甲基汞从体内排出很慢,生物半减期全身平均约为 70d,脑组织的生物半减期则为 180～245d。甲基汞主要侵害中枢神经系统,中毒的临床表现:开始时有肢体末端或口唇周围麻木刺激感,随后可出现手部动作障碍、感觉障碍、无力等,以及震颤、语言障碍、听力及视力障碍、步态失调等,严重者可致全身瘫痪、精神失常、甚至死亡。

2.铬　铬在天然地面水中的含量平均约为 0.05～0.5μg/L。由于铬在工业生产中应用较为广泛,含铬的工业废水(如电镀废水)和废渣(如铬盐生产性废渣)是污染水体的主要来源。铬化合物的毒性以六价铬为最大,它可干扰多种重要酶的活性,影响物质氧化、还原和水解过程,并能与核酸、核蛋白结合,另可诱发癌症。饮用水中铬含量较高时,可对消化道产生刺激和腐蚀作用,表现有恶心、呕吐、腹痛、腹泻、血便以至脱水;同时可伴有头痛、头晕、烦躁不安、呼吸急促、口唇指甲青紫、脉速、甚至少尿或无尿等严重中毒现象。有研究表明六价铬属于可疑致癌物。

3.氰化物　氰化物有无机和有机两类。无机氰化物主要是氢氰酸及其盐类氰化钠、氰化钾等。有机氰化物(腈)主要有丙烯腈和乙腈等。氰化物在工业中应用很广,如电镀、炼焦、选矿、染料、化工和医药等工业中均可用到氰化物,其废水可导致水源污染。氰化物污染水体引起人群、家畜及鱼类急性中毒的事例,国内外均有报道。长期饮用被氰化物污染的水(浓度大于 0.14mg/L)可出现头疼、头昏、心悸等症状。

4.多氯联苯　多氯联苯(PCB)为无色或淡黄色油状或树脂状,性质稳定,基本不溶于水,不易水解和氧化。工业上常用作增塑剂、绝缘剂、高温润滑剂、橡胶软化剂以及油漆、油墨等的添加剂等。如未经处理任意排放,可造成水源污染。多氯联苯进入人体内可蓄积于脂肪组织及脏器中。据报道,人摄入 0.2～0.5mg PCB 即出现中毒症状,表现为皮疹、色素沉着、浮肿、无力、呕吐等,已证实多氯联苯可通过胎盘屏障进入胎儿体内。

五、水质净化与消毒

饮用水水质如未能达到标准要求时,应找出原因并采取相应的卫生对策,以改善水质,使之达到水质标准要求。一般可采取改进或另选水源及加强其卫生防护,以及采取必要的净化或消毒处理等措施。

(一)水源选择及卫生防护

饮用水的给水方式有两种,即集中式给水和分散式给水。集中式给水通常称为自来水,是指由水源集中取水,对水进行净化和消毒后,通过输水管和配水管网送到给水站和用户。集中式给水是城镇居民的主要取水方式。分散式给水是指居民直接从水源分散取水,是广大农村居民的主要取水方式。

1.集中式给水的卫生防护　采用地面水水源作饮用水应设置卫生防护带。具体要求取水点周围半径 100m 的水域内,严禁捕捞、网箱养殖、停靠船只、游泳和从事其他可能污染水源的任何活动,河流取水点上游 1000m 至下游 100m 水域内,不得排入工业废水和生活污水,其沿岸不准堆放污染水源的废渣、垃圾、有毒物品等;进水口应高于河床约 1m,低于水面约 1.5m。采用地下水作饮用水源时,要注意井壁的结构应当严密不漏水,井周围应有一定距离的卫生防护带,在这个区域内不得有污染源存在。

2.分散式给水的卫生防护　井水卫生防护:用井水作水源时,应注意井址的选择和井的结构。井应设在污染源的上游,地势较高不易积水处,周围不得有可造成井水污染的污染源

（如厕所、粪坑、污水池、畜圈等）。井的结构要合理：井壁上部距地面 2～3m 范围内应以不透水材料构筑，井周以黏土或水泥填实，以防附近污水渗入井内；井底用砂、石铺装；井口应用不透水材料做成高出地面 0.5m 左右的井台，井台向四周倾斜，周围并设专门的排水沟，以防井台上污水倒流入井；台上井口应置高出井台面 0.1～0.5m 的井栏；井口设盖，配备公用吊桶并保持桶底清洁。当前我国南方和北方农村均曾推广密封水井，用压水机抽水；或筑管井以手压式或脚踏式抽水机取水，既方便取水，又可防止污染，是一种较好的井水防护方法。

（二）水的净化

在一般情况下水源水质往往不能满足生活饮用水水质标准的要求。为此，需要经过净化再消毒等卫生措施处理后才能饮用。水的净化包括沉淀和过滤处理，目的是除去水中的悬浮物质、胶体物质和部分病原体，改善水的感官性状。如果水中有异味或含有过量的铁、锰、氟等，则尚需采取特殊处理。

1.混凝沉淀　天然水中的细小悬浮物，特别是胶体微粒，由于它们带负电荷，而且颗粒越小，带的电荷、电动电位越高，则相互间静电斥力就越大，因而能保持胶体的稳定性，难以自然下沉去除。因此，需加混凝剂进行混凝沉淀。

（1）原理　混凝沉淀的原理，目前尚未完全清楚。一般用双电层作用和吸附架桥作用来解释。

双电层作用：是根据胶体化学阐述胶体凝聚的物理学理论。悬浮微粒在水中形成胶团，胶团由胶核、吸附层和扩散层构成。当向水中加入电解质时，离解后的正离子则挤入扩散层，使扩散层呈现被压缩的状态，微粒表面的电位降低，微粒间的静电斥能也会降低。当这种斥能降低到一定程度时，微粒间的排斥力就失去作用，促进微粒相互靠近而发生凝聚。它强调了对微粒的电中和作用和脱稳作用。

吸附架桥作用：主要是混凝剂水解后产生的高分子聚合物对微粒具有强烈吸附作用。当吸附颗粒增多时，在水中形成颗粒较大的松散的网状结构，其表面积很大，吸附能力很强，使微粒相互黏附架桥而发生凝聚。

（2）常用混凝剂　主要有无机盐类及高分子混凝剂两大类。无机盐类混凝剂有硫酸铝。现使用三氯化铁（$FeCl_3 \cdot 6H_2O$）等，后者的作用原理与硫酸铝基本相同。高分子混凝剂中加有：①聚合氯化铝：其化学式有多种。我国目前常用的是聚合氯化铝和碱式氯化铝两种。一般而言，聚合氯化铝对各种水质适应性较强，最优 pH 值范围广，对低温水效果好。②聚丙烯酰胺：是由丙烯酸胺聚合而成。聚丙烯酰胺单独处理高浊水，亦可用于助凝作用。

为改善混凝条件，有时需加一定量的助凝剂。例如，当水的碱度不足时，可加石灰等碱剂；或当铝盐所产生的絮凝体小而松散时，可使用聚丙烯酸胺、活化硅胶、骨胶等高分子助剂，使絮凝体变粗且紧密，以改善絮凝体结构，促进混凝沉淀作用。混凝沉淀的效果，可使浑浊度降低 99％，色度减少 80％以上，病原微生物减少 95％左右。

2.过滤　过滤是利用多孔性的或具有孔隙结构的物质（滤料）截留水中微细的悬浮杂质，使水净化澄清的处理过程。

过滤的净水作用原理，因滤料的种类而有所不同，一般有以下几种作用：①筛滤作用：当浑水流经滤层时，水中比滤料颗粒间的孔隙大的颗粒，可被截留于滤料表层，被截留的颗粒增多，逐渐使滤层孔隙变小，水中较细小的悬浮颗粒也相继被阻留，从而可去除一部分悬浮颗粒。②沉淀作用:比滤料孔隙更微细颗粒,在通过滤层时沉淀在滤料颗粒间的孔隙中。③接触凝聚作用:当水流通过滤层时,滤料颗粒起接触介质的作用,使水中悬浮微细颗粒与滤料有更多的碰撞机会,在分子引力的作用下悬浮颗粒与细小絮状物被吸附在滤料表面,逐渐使水澄清,这是一种凝聚过程。④生物膜作用:被截留在滤层表面的悬浮物,逐渐积聚而形成一层黏性薄膜,称为滤膜。其中有各种浮游生物、有机物和微生物等可在其上进行繁殖,使滤膜更为黏稠致密。有的微生物还能产生抗生素和抗微生物因子,能杀灭或抑制肠道细菌。生物膜不仅能凝聚和阻留水中的微细颗粒,还能吸附和吞噬各种微生物,并能促进有机物、氨、亚硝酸等物质的氧化。因此生物膜对水质净化有显著作用。

水通过过滤可除去 80%～90% 以上的细菌及 80%～90% 左右的悬浮物,大大改善水的色、嗅、味,使饮水达到感官性状标准。

3. 水的消毒 水经过净化处理之后,尚不能保证完全去除全部病原微生物。为了使水质符合饮用水各项细菌学指标的要求,确保防止介水传染病的发生和传播,必须进行水的消毒。目前大多数国家都采用氯化消毒法,其他消毒法还有煮沸、紫外线、臭氧、碘、高锰酸钾等等。一种好的饮水消毒方法必须是对人无害、不恶化水质、消毒效果好、适用范围广、不与水中成分起化学反应而降低消毒效果或形成有害物质,使用方便。

(1)氯化消毒的原理:氯气或氯制剂加入水中后,在常温下即很快水解成次氯酸(HOCl),其反应式如下:

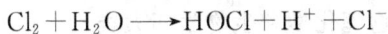

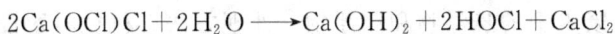

$$Cl_2 + H_2O \longrightarrow HOCl + H^+ + Cl^-$$
$$2Ca(OCl)Cl + 2H_2O \longrightarrow Ca(OH)_2 + 2HOCl + CaCl_2$$

次氯酸分子小,不荷电,易于穿过微生物的细胞壁。同时,它又是一种强氧化剂,影响细菌的多种酶系统,例如使磷酸葡萄糖脱氢酶的巯基被氧化破坏,并损伤细胞膜,使蛋白质、RNA 和 DNA 等物质释出而导致细菌死亡。次氯酸对病毒的作用在于对核酸的致死性破坏。

由于水中常含有一定量的氨氮,当氯加入水中时,除产生次氯酸外,还可产生一氯胺(NH_2Cl)和二氯胺($NHCl_2$)。氯胺为弱氧化剂,有杀菌作用,但需要较高的浓度和较长的接触时间。

(2)消毒方法

①常量氯化消毒法 即按常规加氯量进行饮水消毒的方法。加氯量的多少根据水质具体情况而定。从理论上要求,适宜的加氯量应为需氯量与余氯之和。一般认为,用氯化消毒时,余氯是评价和控制消毒效果的一项指标。适当的余氯表示水中已达到消毒所用氯的数量,并略有所余,尚有保持继续消毒的能力。水中的余氯含量是不稳定的,它随时间的进展而逐渐下降,其降低的速度与水质的优劣有密切关系,浑浊水,余氯消失快。实际加氯量多少,可根据简单实验确定。

②持续氯消毒法 由于在井水或缸水内一次加氯消毒后,余氯仅可维持数小时,因此,消毒持续的时间较短,如反复进行消毒则又较繁琐,所以一些地区在实际工作中,采用了各种持续氯消毒法,例如可用竹筒、塑料袋、广口瓶或青霉素瓶等。主要在下列情况时使用:新井启用,旧井修理或淘洗,当地发生介水传染病,井水中大肠菌群值明显增高,水井被有机物或细菌严重污染,在野外急用水。加入消毒剂过 10～12h 后才能用水。如果急用水,可用硫代硫酸钠脱氯,用量按 1.0mg/L 余氯加 3.5mg/L 硫代硫酸钠计算。

（3）影响消毒效果的因素

①加氯量和接触时间　加氯量包括需氯量和余氯两部分。需氯量是指用于杀灭细菌和氧化有机物所需消耗的氯量。另外，为了抑制水中残存细菌的繁殖，管网中尚需维持少量剩余氯。标准规定，接触 30min 后游离余氯不应低于 0.3mg/L。

②水的 pH 值　次氯酸是弱电解质，当 pH＜5.0 时，平衡向左移，主要以次氯酸的形式存在；当 pH＞7.0 时，次氯酸解离成次氯酸根增多，次氯酸浓度下降。次氯酸的杀菌作用比次氯酸根高 11 倍，故 pH 值太高不利于消毒。

③水温　水温愈低，杀菌效果愈差。水温每提高 10℃，病菌杀灭率约提高 2～3 倍。在 0～5℃下，杀灭水中一定量的大肠杆菌所需的时间较在 20～25℃下所需的时间约多 3 倍。

④水的浑浊度　悬浮颗粒可吸附微生物，使之凝集成团，而团块内的微生物不易受到消毒剂的作用。因此，消毒前应通过净化处理，尽量降低水的浑浊度。

⑤水中微生物的种类和数量　不同微生物对氯的耐受性不尽相同，但概括地说，除腺病毒外，肠道病毒对氯的耐受性高于肠道病原菌。

六、水体卫生防护

（一）推行"清洁生产"，开展污染源头预防

（二）工业废水的利用与处理

工业废水的处理方法常按其原理分为物理、化学、物理化学和生物学四大类。

1. 物理处理　其目的是要清除废水中的悬浮物和漂浮物。处理方法有机械阻留设备、除油池及沉淀池等。

2. 化学处理　是利用化学反应去除废水中溶解物或胶体物质的处理方法，包括混凝沉淀、中和、氧化还原等。

3. 物理化学处理　通过物理和化学的综合作用使废水得到净化处理，一般是指由物理方法和化学方法组成的废水处理系统，或指包括物理过程和化学过程的单项处理系统，其主要作用是用来处理废水中的溶解性物质，常用吸附、萃取、离子交换、电渗析等技术。

4. 生物处理　此种废水处理法是通过微生物的代谢作用使废水中的有机污染物转化为稳定且无害的物质，又称为生物化学处理法。

（三）废水处理按其处理程度可分为三级

一级处理是从废水中去除漂浮物和部分悬浮状态的污染物，调节废水 pH 值，以减轻废水的腐化程度和后续处理工艺负荷。经一级处理后，悬浮性固体去除率可达 70%～80%，而生化需氧量仅能去除 30% 左右，一般不能达到排放标准。所以一级处理属于废水处理流程中的预处理阶段，必须进行二级处理。

二级处理为生物处理，能去除废水中大量有机污染物使废水得到进一步净化，是目前世界各地处理有机废水的主体工艺。通过二级处理，废水中的生化需氧量一般可去除 80%～90%。

三级处理是废水的高级处理措施，其任务是进一步去除二级处理未能去除的污染物，其中包括微生物未能降解的有机物，以及磷、氮和可溶性无机物。处理方法根据三级处理出水的具体去向和用途分别采用不同的化学方法或物理化学方法等。

(四)生活污水的利用与处理

生活污水的处理常用物理处理(格栅、筛网、沉淀池等)和生物处理(活性污泥法、生物滤池法)。

(五)医院污水的处理

医院污水特别是传染病、结核病医院的污水和污泥必须采取严格的消毒处理措施。依据医院污水排放标准 GBJ48－83 中规定操作。

1.医院污水经处理与消毒后,应达到下列标准

(1)连续三次各取样 500ml 进行检验,不得检出肠道致病菌和结核杆菌。

(2)总大肠菌群数每升不得大于 500 个。

当采用氯化法消毒时,接触时间和接触池出水中的余氯含量,应符合表2-5 的要求。

表 2－5 接触时间与总余氯量

医院污水类别	接触时间(h)	总余氯量(mg/L)
综合医院污水及含肠道致病菌污水	不少于 1	4～5
含结核杆菌污水	不少于 1.5	6～8

2.管理要求

(1)医院必须对污水、污泥严加管理。未经消毒或无害化处理,不准任意排放、清掏、用作农肥。

(2)医院污水处理设施应定期维修,保证正常运转,当处理设备发生故障时,必须采取适当措施,确保污水仍能按标准要求排放。

(3)医院污水处理设施,应配备管理人员和检验人员。

3.医院污水的监测,应符合下列要求

(1)余氯:连续式消毒,每日至少监测 2 次;间歇式消毒,每次排放之前监测。

(2)总大肠菌群数:每两周至少监测 1 次;

(3)传染病和结核病医院,应根据需要增测致病菌。

(4)各级卫生防疫部门,应对辖区内医院的污水、污泥处理情况进行经常性卫生监督,每年抽查不得少于 2 次。

第四节 土壤卫生与健康

随着我国经济改革的不断深入,人民生活水平的提高,居住条件的改善,科学合理设置厕所和人畜粪便无害化处理成为农村卫生亟待解决的问题。

一、粪便的无害化处理和利用

做好粪便的无害化处理,是控制肠道传染病,增加农业肥料,改良土壤的重要措施。粪便的收集和运出处理可分为两种系统:流出系统和运出系统。流出系统是指粪便由下水道流入城市污水系统,统一处理污水。运出系统是指无下水道地区,用运输工具运出后处理,这种运出系统在我国城乡各地还占有很大比重,卫生问题也比较多,是工作的重点。

厕所是收集和贮存粪便的场所,必须符合下列卫生要求:

1. 位置适当　坑式厕所应选土质干燥,地下水位距坑底 2m 以下,距分散式供水水源 30m 以上,距托幼机构、饮食行业等 30m 以上的地方。

2. 粪池应防渗漏、不污染地下水　粪池应高出地面,严防雨水流入。

3. 有防蝇、防蛆、防臭设施。

4. 厕所内小气候和采光良好,有换气设备　设备完善的水冲厕所空气中氨含量应不大于 $0.3mg/m^3$,硫化氢不大于 $0.01mg/m^3$。

我国各地厕所类型很多,各有特点。我国南方农村较普遍使用三格化粪池厕所,华北以南地区主要推广"双翁漏斗厕所",西北研制出"污水冲流式防寒厕所"以及大连的"防寒结合式沼气池户厕"等。

三格式化粪池是由三个相互连通的密封粪池组成,粪便由进粪管进入第一池,依次顺流至第三池,其各池的主要原理:

第一池:主要截留含虫卵较多的粪便,粪便经发酵分解,松散的粪块因发酵膨胀而浮升,比重大的下沉,因而形成上浮的粪皮、中层的粪液和下沉的粪渣。利用寄生虫的比重大于粪尿混合液的原理使其自然沉降于化粪池底部。利用粪液的浸泡和翻动化解粪块使其液化并截留粪渣于池底。厌氧发酵:化粪池的密闭厌氧环境,可以分解蛋白性有机物,并产生氨等物质,这些物质具有杀灭寄生虫卵及病菌的作用。

第二池:起进一步发酵、沉淀作用,与第一池相比,第二池的粪皮和粪渣的数量减少,因此发酵分解的程度较低,由于没有新粪便的进入,粪液处于比较静止状态,这有利于漂浮在粪池中的虫卵继续下沉。

第三池:主要起储存粪液的作用。经前二格处理的粪液进入第三池,基本上已经不含寄生虫卵和病原微生物,达到了粪便无害化要求,可以供农田直接施肥。

粪便无害化处理方法很多,适合我国情况的方法有粪尿混合密封发酵法、堆肥法、沼气发酵法。

1. 粪尿混合发酵法　这是在厌氧环境中密闭发酵,由厌氧菌分解有机物产生大量的氨。游离氨可以渗入血吸虫和钩虫的卵壳进入卵内,杀死虫卵。厌氧的环境也使其他病原菌死灭。腐化后的粪便是良好的肥料。

2. 堆肥法　这是适合我国情况的处理垃圾、粪便的良好方法。此法历史悠久,效果良好。其原理是把粪便和有机垃圾、作物秆、叶等堆积起来,在一定的温度和微生物的作用下、分解有机物并产生高温,温度最高可达到 60~70℃,病原体死灭并迅速形成大量腐殖质。影响堆肥效果的因素主要有:

(1)土壤微生物　高温菌的作用十分重要,为了加快堆肥的进程,可向堆中加已经成熟的堆肥粉或含有大量嗜热菌种的马粪。

(2)碳氮比值　一般为 30:1 或 40:1。

(3)pH 值要合适,要保持微碱性,可用 1.2% 石灰调节。

(4)水分和空气:堆肥水分以 50%~70% 为宜。要留有通空气的孔,或定期翻堆以供给氧气,以便加速有机物氧化产生高温。如氧气不足,则不能产生高温,使堆肥时间延长,效果不佳。高温堆肥时间需两周,低温厌氧堆肥则需要一个月以上才能完成。

我国已颁布《粪便无害化卫生标准(GB7959-87)》,其中规定了高温堆肥卫生标准。

3.沼气发酵法　此法原理是将粪便和垃圾、杂草等加污水,密闭于发酵池中,在厌氧菌的作用下分解有机物,产生大量的甲烷气体(沼气)和一些二氧化碳。在发酵过程中,病原菌死灭,寄生虫卵减少95%以上。可获得良好的肥料和大量沼气。沼气引出来可用作能源,供烧水、烧饭和点灯。

沼气发酵法需要一定的温度,甲烷菌一般在32～34℃时繁殖最快,20℃以下就变慢。此外,还需要完全密闭的厌氧环境和合适的pH。配料中不能有毒物以保证微生物的活动。一般要两周到一个月时间发酵才完成。

二、医疗废弃物的分类与处置

医疗废物是指医疗机构在医疗、预防、保健以及其他相关活动中产生的具有直接或间接感染性、毒性以及其他危害性的废物,具体包括感染性、病理性、损伤性、药物性、化学性废物。这些废物含有大量的细菌性病毒,而且有一定的空间污染、急性病毒传染和潜伏性传染的特征,如不加强管理、随意丢弃,任其混入生活垃圾、流散到人们生活环境中,就会污染大气、水源、土地以及动植物,造成疾病传播,严重危害人的身心健康。

(一)医疗废弃物的分类

根据卫生部办公厅2003年10月13日印发的《医疗废物管理条例》,医疗废物分类如表2-6所示。

表2-6　医疗废物分类

类别	特征	常见组分或者废物名称
感染性废物	携带病原微生物,具有引发感染性疾病传播危险的医疗废物	1.被病人血液、体液、排泄物污染的物品,包括棉球、棉签、引流棉条、纱布及其他各种敷料;一次性使用卫生用品、一次性使用医疗用品及一次性医疗器械;废弃的被服;其他被病人血液、体液、排泄物污染的物品
		2.医疗机构收治的隔离传染病病人或者疑似传染病病人产生的生活垃圾
		3.病原体的培养基、标本和菌种、毒种保存液
		4.各种废弃的医学标本
		5.废弃的血液、血清
		6.使用后的一次性使用医疗用品及一次性医疗器械视为感染性废物
病理性废物	诊疗过程中产生的人体废弃物和医学实验动物尸体等	1.手术及其他诊疗过程中产生的废弃的人体组织、器官等
		2.医学实验动物的组织、尸体
		3.病理切片后废弃的人体组织、病理腊块等
损伤性废物	能够刺伤或者割伤人体的废弃的医用锐器	1.医用针头、缝合针
		2.各类医用锐器,包括解剖刀、手术刀、备皮刀、手术锯等
		3.载玻片、玻璃试管、玻璃安瓿等

续　表

类　别	特　征	常见组分或者废物名称
药物性废物	过期、淘汰、变质或者被污染的废弃的药品	1.废弃的一般性药品，如抗生素、非处方类药品等
		2.废弃的细胞毒性药物和遗传毒性药物，包括致癌性药物，如硫唑嘌呤、苯丁酸氮芥、萘氮芥、环孢霉素、环磷酰胺、苯丙胺酸氮芥、司莫司汀、三苯氧氨、硫替哌等；可疑致癌性药物，如顺铂、丝裂霉素、阿霉素、苯巴比妥等；免疫抑制剂
		3.废弃的疫苗、血液制品等
化学性废物	具有毒性、腐蚀性、易燃易爆性的废弃的化学物品	1.医学影像室、实验室废弃的化学试剂
		2.废弃的过氧乙酸、戊二醛等化学消毒剂
		3.废弃的汞血压计、汞温度计

说明：

一次性使用卫生用品是指使用一次后即丢弃的，与人体直接或者间接接触的，并为达到人体生理卫生或者保健目的而使用的各种日常生活用品。

一次性使用医疗用品是指临床用于病人检查、诊断、治疗、护理的指套、手套、吸痰管、阴道窥镜、肛镜、印模托盘、治疗巾、皮肤清洁巾、擦手巾、压舌板、臀垫等接触完整黏膜、皮肤的各类一次性使用医疗、护理用品。

一次性医疗器械指《医疗器械管理条例》及相关配套文件所规定的用于人体的一次性仪器、设备、器具、材料等物品。

医疗卫生机构废弃的麻醉、精神、放射性、毒性等药品及其相关的废物的管理，依照有关法律、行政法规和国家有关规定、标准执行。

（二）医疗废物处理制度的一般规定

1.计划生育技术服务机构的医疗废弃物处理必须遵守环保标准要求，并严格执行《医疗废物管理条例》。生活垃圾按城市垃圾处理原则进行处理。

2.医疗污物的处理采取分类收集原则，尽量减少有害有毒废弃物和带传染性废弃物的数量，有利废弃物的回收利用和处理。

3.设置三种以上颜色的污物袋，黑色袋装生活垃圾，黄色袋装医用垃圾（感染性废弃物），有特殊标志的污物袋装直接焚烧、放射性和其他特殊的废弃物。污物袋应坚韧耐用，首选可降解塑料袋。所有废弃物都应经消毒后，分别放入标有相应颜色的污物袋中，每日由专人负责运送，也可根据需要收集中装入服务站内污物箱或废物存放地，2天内请运送单位清空。

4.针头、输液器等锐器不应与其他废弃物混放，必须稳妥安全地置入锐器容器中。使用过的一次性物品不得重复使用，严禁出售给其他非指定单位或随意混入生活垃圾中丢弃。

5.不具备集中处置医疗废物条件的服务机构，应当按照主管部门的规定，根据以下基本要求自行就地处置其产生的医疗废物：

（1）使用后的一次性医疗器具和容易致人损伤的医疗废物，应当消毒并做毁形处理；

（2）能够焚烧的，应当及时焚烧；

（3）不能焚烧的，消毒后集中填埋。

6.液体污物及污水的处理,参照《消毒技术规范》的有关规定执行。

第五节 公共场所卫生与健康

一、公共场所概念

公共场所是在自然环境或人工环境的基础上,根据公众生活和社会活动的需要,由人工建成的具有多种服务功能的封闭式(如宾馆、展览馆等)和开放式(如公园、体育场等)的公共设施,供公众进行学习、工作、旅游、娱乐、购物、美容等活动的临时性生活环境。

公共场所卫生应用环境卫生学的理论与技术,研究各种公共场所存在的环境卫生问题,阐明对人群健康产生影响的性质、程度和规律,提出加以利用和改善的科学依据,制订公共场所卫生标准和卫生要求,拟定卫生管理措施,达到预防和控制疾病,保障公众健康的目的。

公共场所卫生包括空气卫生、饮水卫生、居室与微小气候卫生、采光与照明卫生以及通风、采暖、噪音、公共用具和物品等的卫生问题。

二、公共场所分类

根据《公共场所卫生管理条例》,公共场所共有7类28种。

1.住宿与交际场所8种,分别为宾馆、旅店、招待所、饭馆、车马店、咖啡店、酒店、茶座;

2.洗浴与美容场所3种,分别为公共浴室、理发店、美容店;

3.文化娱乐场所5种,分别为影剧院、录像厅、游艺厅、舞厅、音乐厅;

4.体育与游乐场所3种,分别为体育场(馆)、游泳场(馆)、公园;

5.文化交流场所4种,分别为展览馆、博物馆、美术馆、图书馆;

6.购物场所2种,分别为商场、书店;

7.就诊场所与交通场所3种,分别为候诊室、候车(机、船)室、公共交通工具(指飞机、轮船客舱、火车客运车厢)。

公共场所有其共同的卫生学特点和卫生学要求,以下根据其共同的特点提出在卫生管理和监督方面的要点。在其他方面的管理和监督(尤其是预防火灾等安全方面),本文不作讨论。

三、公共场所的卫生管理

(一)公共场所自身的卫生管理

1.配备卫生管理人员和建立制度。

2.组织从业人员学习和掌握卫生知识技能。

3.开展对顾客的卫生宣传教育。

(二)卫生机构的卫生管理

1.从业人员的培训及定期体检 对公共场所从业人员进行培训,并定期考核,考核合格者发给"上岗证"。现行公共场所卫生管理条例规定的预防性健康检查,其间隔时限为1~2年。经常性的卫生监护可以委托单位自己的保健室(卫生室)或当地的医疗机构来承担。同时,所有从业人员必须持有卫生机构发放的"健康合格证",才能从事本职工作。

2.发放"卫生许可证" 公共场所实行"卫生许可证"制度。经营单位在经营前必须到所在地区卫生行政部门领取"公共场所卫生许可证申请表",填表后经卫生行政部门审查、监测,合格后由当地卫生行政部门核发"公共场所卫生许可证",获证单位方可营业。

3.向公众进行健康教育。

四、公共场所的卫生监督

(一)监督机构的主要职责

公共场所卫生监督机构的主要职责有6方面。

1.开展经常性卫生监督 对公共场所进行经常性卫生监测和监督,建立其卫生状况的档案;定期对各个公共场所核对执行卫生标准及有关条例的业绩;定期更换和发放新的"卫生许可证"。

2.研究和提出本地区卫生问题 对监测和监督中发现的问题进行研究。通过研究结合本地区情况提出适用于本地区的卫生法规或条例,或提出有关修改《卫生标准》的建议和适合本地区的补充内容。

3.进行技术指导 针对某些公共场所发现的卫生问题进行技术指导或咨询,并督促其限期改进。

4.组织卫生宣传教育及培训 监督从业人员进行本单位的卫生检查和自身的健康检查,联合有关部门对从业人员和顾客进行卫生宣传教育,并对从业人员进行培训,组织同行业各单位间开展相互观摩和评比,对好的经验和成果进行表彰和推广。

5.开展预防性卫生监督 对新建、扩建、改建的公共场所的选址和设计进行卫生审查,并参加竣工验收,提出卫生方面存在的问题及其改进意见,做好预防性卫生监督工作。

6.检查和处理出现的卫生问题 检查和监督各公共场所执行《公共场所卫生管理条例》的情况,对违反《条例》的单位或个人根据情节轻重进行处罚和配合有关行政部门加以严肃处理。

(二)公共场所卫生监督的方式

公共场所卫生监督的方式有预防性卫生监督与经常性卫生监督两类。卫生防疫机构根据需要设立公共卫生场所卫生监督员,执行卫生防疫机构交给的任务。公共场所卫生监督员由同级人民政府发给证书。

1.预防性卫生监督 预防性卫生监督是指对公共场所的选址、设计、竣工验收等实行卫生监督。凡受周围不良环境影响或有职业危害、以及对周围人群健康有不良影响的大型公共场所建设项目,必须执行建设项目卫生评价报告制度。

2.经常性卫生监督 经常性卫生监督的主要内容有:

(1)对各项卫生要求的监督 包括对空气质量、小气候、水质、采光照明、噪声、以及公共用具与卫生设施消毒效果等进行监测和监督。

(2)对各项制度执行情况的监督 包括对卫生管理制度、对从业人员卫生知识培训和考核制度的检查。

(3)对各类从业人员的卫生监督 对从业人员健康检查的情况、对有病者调离工作的情况,以及对从业人员执行卫生工作中的情况等进行监督检查。

经常性卫生监督的方法主要有现场调查、巡回监督、抽样检验、审查经营单位的报告和听取顾客反映的意见等。通过经常性卫生监督，及时发现问题。对不符合卫生要求的，积极提出改进意见并监督其改进。对不认真改过、严重违法的经营单位或个人，予以行政处罚或向有关方面报告。对符合卫生要求和成绩突出的单位和个人要加以表彰和推广。

第六节　化妆品卫生与健康

化妆品是指以涂抹、喷洒或其他类似方法，施用于人体表面任何部位（皮肤、毛发、指甲、口唇等），以达到清洁、消除不良气味、护肤、美容和修饰目的的日用化工产品。

凡内服或经呼吸道吸入方式进入人体的物品，尽管有美容作用也不能称为化妆品。化妆品亦不同于药品，化妆品使用目的在于清洁人体皮肤、增加美感，而不是为了治疗。化妆品均为外用，可应用于不同年龄人群，并可终生使用。

一、化妆品组成

化妆品成分由基质和辅料组成，基质起主要功能作用，常用的有油脂、蜡、粉类物质、水和有机溶剂等。辅料赋予化妆品成型、稳定或色香及其他特定作用，包括乳化剂、助乳化剂、香精、色素、染料、颜料、色锭、防腐剂、抗氧化剂和其他添加剂（保湿剂、黏合剂、收敛剂、表面活性剂、特殊功效添加剂等）。

二、化妆品分类

1.按剂型可分为水性剂、乳状剂、合剂、胶冻剂、膏状剂、锭状剂、块状剂、笔状剂和气溶胶剂等。

2.按使用部位可分为皮肤用、头发用、指甲用和口腔用化妆品。

3.按作用功能可分为：

(1)一般用途化妆品　①护肤类化妆品；②益发类化妆品；③美容修饰类化妆品；④芳香类化妆品。

(2)特殊用途化妆品　包括育发、染发、烫发、脱毛、美乳、健美、除臭、祛斑、防晒。这类化妆品为获得某种特殊功能常加入某些限用物质或有一定副作用的物质。

三、化妆品对健康的不良影响

化妆品的原料种类繁多，如原料选择不当，可含有对人体有害的化学物。在生产过程中，如生产设备差和生产环境不达标亦可受到化学污染；在生产过程中无菌操作不严格或储存不当会造成微生物繁殖污染。这些情况都会对人体健康产生不良影响。

(一)影响因素

化妆品直接施用于皮肤，最常见的不良影响是引起化妆品皮肤病，化妆品对皮肤损害取决于下列因素：

1.化妆品酸碱度(pH)　例如脱毛剂和直发剂，是高碱性(pH12以上)产品，是一类高危险性的化妆品。

2.皮肤接触的程度 使用润肤液、祛臭剂和止汗剂等产品时,由于它们连续停留在皮肤上,作用强度大,且持续时间长,容易引起皮肤反应。如应用香波类产品,用后即漂洗干净,接触程度低,不会引起太大问题。

3.施用部位 眼部周围的皮肤比其他部位的皮肤特别敏感,因此眼部化妆品容易引起皮肤的不良反应。

4.易蒸发和易挥发组分含量 乙醇和气溶胶推进剂等成分含量高的化妆品施用于皮肤后,当这些组分蒸发、挥发后,使化妆品的其他组成浓度增高,产生对皮肤的不良作用,如一些配方不良的皮肤霜、祛臭剂和止汗剂存在这种问题。

(二)化妆品对皮肤的损害

1.化妆品接触性皮炎

(1)刺激性接触性皮炎(irritants contact dermatitis,ICD)指无变应原存在的由化妆品理化性质刺激引起的皮肤局部、表浅的渗出性炎症反应,是由化妆品中一种或一种以上化学物质反复接触皮肤的直接作用所致的皮肤损伤。

化妆品对皮肤刺激作用与其酸碱度、脂溶性溶剂与腐蚀性颗粒含量以及个体易感性等因素有关。化妆品引起的刺激性接触性皮炎一般不出现急性反应,主要是累积反应,即反复施用后皮肤出现红斑、干燥、皲裂后发展为丘疹、疱疹和湿疹。

(2)变应性接触性皮炎(allergic contact dermatitis ACD)指由化妆品中含有变应原物质引起的皮肤迟发型变态反应,由于化妆品含多种变应原物质,因此这类皮炎是一类最常见的化妆品引起的皮肤不良反应。一般在初次接触变应原5～7天后,再次接触而出现的变态反应。有研究表明防腐剂、香料和乳化剂是容易引起变态反应的三类原料。

变应性接触性皮炎的诱发及其严重程度除与机体本身因素(遗传、年龄、接触部位皮肤状态)有关外,还与变应原性质、浓度和化妆品组分中是否含表面活性剂和佐剂等因素有关。

2.化妆品光感性皮炎

(1)光变应性接触性皮炎(photoallergic contact dermatitis,PCD)指使用含有光变应原物质的化妆品后,在接触日光的部位出现皮肤炎症反应,而在不接触光的皮肤则不出现此种反应。这种反应属 T 细胞介导的湿疹性反应。故大多数光变应性反应以湿疹为特征。含有光变应原的化妆品主要是防晒剂、染料和香水类。皮肤使用含有光变应原的防晒剂,只要一次接触阳光,即可发生此类皮炎并可持续一周左右。化妆品香料组分中,葵子麝香是重要的光变应原物质,有不少男性病例是由于施用含有该物质的剃须润肤香乳而引发光变应性皮炎,个别病例甚至可发展为持久性光敏反应,后者表现为即使不再接触光变应原物质,仍持续表现光敏感性,出现湿疹性皮炎,光斑试验呈阳性反应。接触含煤焦油染料的化妆品引起的光变应性皮炎的患者,皮炎后期可出现皮肤色素沉着,称为"色素性化妆品皮炎"。

(2)光毒性皮炎(phototoxic dermatitic)指化妆品中某些物质能增加皮肤对光的敏感性,日光照射后这些物质对皮肤产生毒性刺激导致损伤。光毒性反应的作用光波波长包括UVB、UVA 和可见光。

3.化妆品痤疮 指因化妆品使用不当而引起的痤疮。皮疹表现与青春期发生的痤疮相似。多发生于面部,以炎性毛囊性丘疹及白头粉刺较多见,黑头粉刺较少见。此类皮肤反应多见于 20～30 岁年龄组人群,50 岁后仍可发生。尤其是油性皮肤的人,如经常施用面霜类化妆品,可因皮肤皮脂腺和汗腺阻塞,影响皮脂从皮脂腺导管排出致皮脂积聚于毛囊形成乳酪样物质,出现痤疮。

脸部皮肤有蠕形螨寄生者,一般情况下,虫体数量少,排出的毒物可随皮脂流至皮肤表面,不致引起皮肤损害。如过多施用化妆品,使皮脂排出受抑,蠕虫即可在皮脂腺内大量繁殖,产生毒素引起皮肤刺激作用,颜面出现红斑或浅在性针尖样丘疹,病变以鼻、颊部明显,也可累及整个面部。

4.化妆品色素沉着症 指由美容或化妆品引起的皮肤色素沉着症。色素沉着大多局限于涂擦化妆品的面部和颈部,尤以眼睑和颧颈部最常见。致病成分以化妆品中香料、颜料为主。色素多继发于皮炎发生之后,光照可使病情加重。少数色素斑发生前无皮炎发作史。

5.化妆品接触性唇炎 指因施用唇用化妆品(如唇膏、唇线笔、油彩等)而引起的唇部损害。一般损害限于唇红部位,也可波及唇红邻近皮肤。皮疹表现为水肿性红斑及疤疹;反复发作后可变为干燥、脱屑、裂纹,自觉瘙痒、灼痛。

6.化妆品毛发损伤 指由于使用毛发化妆品(如洗发剂、发胶、染发剂、烫发剂、眉笔、眉胶、睫毛油等)引起的毛发损害,表现为毛发脱色、变脆、分叉、断裂、失去光泽和脱落等。

7.化妆品指甲损伤 指由甲用化妆品(如指甲油、指甲清洁剂等)引起的指甲损害,表现为甲板粗糙、失去光泽、变形、软化、脆裂、剥离、增厚等,有时伴有甲周皮炎。

四、化妆品微生物污染的危害

化妆品受微生物污染除可引起化妆品腐败变质外,还可对使用者健康带来不良影响。

化妆品生产过程中使用的原料、容器和制作过程中均可受微生物污染,尤其在冷却灌装过程更易受污染。化妆品各种原料都有被微生物污染的可能,其中尤以天然动植物成分、矿产粉剂、色素、离子交换水等原料更易受微生物污染,某些剂型化妆品富含水分和营养成分,更有利于微生物生长繁殖。

化妆品被微生物严重污染时,可使产品腐败、变质。化妆品被致病菌污染可能诱发感染,用被微生物污染的化妆品涂擦面部可引起疖肿、红斑、炎性、水肿。使用被微生物污染的化妆品,也可成为皮肤化脓感染的原因之一,曾有因使用唇膏和口红而传播性病的报道。

被绿脓杆菌污染的化妆品如误入眼内可引起角膜化脓性溃疡,病情严重,发展迅速,1~2天内可引起角膜大片坏死,穿孔,痊愈后留下疤痕或角膜葡萄肿,或白斑。化妆品污染腐皮镰刀菌也会引起角膜炎和溃疡。被微生物污染的眼线膏和染睫毛油可引起慢性结膜炎和眼睑炎。霉菌污染的化妆品,可能致皮肤癣症。

化妆品长期使用可能会导致皮肤表面常驻微生物生态环境的改变。

化妆品霉菌污染也较严重,某些霉菌产生的毒素对人体危害较大,造成的危害应予重视。

五、化妆品有毒化学物质污染的危害

一般用途化妆品的毒性很低,特殊用途化妆品其中有些组分属毒性化合物,某些化妆品还可能含致癌物。化妆品在生产或流通过程中也可被有毒化学物质污染,尤其是有毒重金属污染。

化妆品中有毒化学物如超过限量,在使用中可经皮肤吸收而可能产生全身毒作用,个别毒物局部使用时还可引起急性中毒。施用含超过限量的重金属毒物的化妆品,可引起体内

毒性金属的蓄积,个别可出现毒性反应。

化妆品组分中若污染致癌、致突变和致畸物质时,其远期效应值得关注。

化妆品中含有的某些特殊成分如雌性激素类物质,可能会引起儿童假性性早熟症状。

化妆品因误服引起中毒事件尤以婴幼儿多见。

六、化妆品卫生标准

我国已制订的化妆品卫生标准包括两部分内容,即化妆品卫生质量标准以及化妆品中微生物和有毒有害物质的标准检验方法。为保护消费者利益,还规定了日用化妆品使用说明的编写标准。

《化妆品卫生质量标准》(GB7916－99)规定了化妆品最终产品和原料的卫生质量要求,由我国国家技术监督局和卫生部颁布,内容如下:

1.化妆品的一般要求 ①化妆品不得对施用部位产生明显刺激和损伤;②化妆品必须使用安全,且无感染性。

2.化妆品产品的卫生要求 化妆品的微生物学质量应符合下列规定:①眼部、口唇等黏膜用化妆品以及婴儿和儿童用化妆品细菌总数不得大于 500CFU/ml 或 500CFU/g。②其他化妆品细菌总数不得大于 1000CFU/ml 或 1000CFU/g;③每克或每毫升化妆品产品中不得检出粪大肠菌群、绿脓杆菌和金黄色葡萄球菌;④化妆品中霉菌和酵母菌总数不得大于 100CFU/mg 或 100CFU/g。

3.化妆品原料的卫生要求 化妆品原料中禁用物质和限用物质采用"欧盟化妆品规程"(The Cosmetics Directive of the Council of European Communities Dir, 76/768/EEL, August, 1996)中规定的禁用和限用物质。

(1)禁止使用物质 禁止使用"欧盟化妆品规程"中规定的 421 种禁用物质和我国"药品管理法规"中规定的西药毒药类、毒性药品、麻醉药品、精神药品共 73 种禁用物质。

(2)限制使用物质 限制使用"欧盟化妆品规程"中规定的限用物质 67 种、防腐剂 55 种、紫外线吸收剂 22 种、着色剂 157 种。

4.化妆品容器的要求 化妆品直接容器材料必须无毒,不得含有或释放可对使用者造成伤害的有毒物质。

七、化妆品卫生监督

经国务院批准,我国于 1990 年 1 月 1 日开始实施"化妆品卫生监督条例"。凡从事化妆品生产、经营的单位和个人均须遵守这一条例的各项规定。

(一)化妆品生产的卫生监督

1996 年卫生部颁发"化妆品生产企业卫生法规",规定我国实行"化妆品生产企业卫生许可证"制度,这是我国监督化妆品卫生安全的重要手段。生产化妆品的企业应按规定程序和要求申请卫生许可证。卫生许可证由省、自治区、直辖市卫生行政部门审批并颁发。卫生许可证直接反映企业生产的化妆品得到卫生监督部门的认可,只有获得许可证的产品才是合法生产产品,未取得许可证的单位或个人如擅自生产,卫生部门可责令停产,没收产品及违法所得并处以 3～5 倍罚款。

卫生行政部门对化妆品生产的卫生监督包括预防性卫生监督和经常性卫生监督,前者包括:在化妆品生产企业正式投产以前,监督机构应对其生产环境(厂址选择、卫生防护距离、厂房建筑)、生产工艺(产品配方、制造、包装及质量监控)、生产原料及包装、容器、试样产品、生产者健康状况等,按照国家有关化妆品法规、卫生标准的要求,进行检查、评价并指导工作。后者包括对获得"化妆品生产企业卫生许可证"的企业,卫生监督机构应进行经常性卫生监督,主要内容有监督检查生产过程卫生状况;监督检查是否使用了禁用物质或超量使用了限用物质;检查每批产品出厂前的卫生质量检验记录;检查产品的卫生质量;检查产品标签、小包装、说明书是否符合"化妆品卫生监督条例"的有关规定;检查生产环境卫生状况;监督检查直接从事化妆品生产人员的健康状况和患者调离情况。

1. 对化妆品使用原料的监督 生产化妆品所需的原料、辅料必须符合国家卫生标准,我国"化妆品卫生监督条例"规定,化妆品新原料是指在国内首次使用于化妆品生产的天然或人工的、国际上又查不到必要资料的原料。采用化妆品新原料时,应按我国化妆品卫生标准系列中的"化妆品安全评价程序和方法"的有关规定进行安全性评价,并按有关法规规定申报审批,获准后方可投产。

2. 对化妆品产品卫生质量的监督 特殊用途化妆品应采取预防性监督审查方式进行。生产该类化妆品的企业应申请"特殊用途化妆品卫生许可证"。此类化妆品获准生产后,在投放市场前还须经由国务院卫生行政部门认证的国家卫生行政部门对该类化妆品样品进行全面、系统的安全性审查。安全评价合格后,方可投放市场。

化妆品在投放市场后,对不符合卫生要求的化妆品应实行处罚或取缔。对产品卫生质量进行经常性卫生监督,其重点如下:

(1)重点监督产品 重点监督未报省、自治区、直辖市卫生行政部门备案的产品、生产企业新投放市场的产品、卫生质量不稳定的产品、可能引起人体不良反应的产品以及有消费者投诉的产品等。

(2)重点监督项目 对未报批的产品,应审查产品成分、产品卫生质量检验报告,同时进行微生物、卫生化学方面的产品卫生质量检验。对其他产品须进行微生物、卫生化学方面的卫生质量监督检验。

3. 对化妆品容器、包装材料的监督 化妆品容器和包装材料应符合化妆品卫生标准的要求,即化妆品的直接容器材料必须无毒,不得含有或释放可能对使用者造成伤害的有毒物质。

4. 对化妆品标识的监督 我国"化妆品卫生监督条例"规定化妆品产品标识应根据"消费品使用说明,化妆品通用标签"卫生标准要求编写内容,包括:①产品特性:包括产品名称和使用方法;②产品卫生安全信息:包括产品合格标记、生产日期、有效使用期限、使用注意事项等;③监督信息:包括生产厂家名称、生产企业卫生许可证编号;特殊用途化妆品批准文号等。我国"化妆品卫生监督条例"还规定化妆品标签、小包装或说明书不得注有适应证,不能宣传医疗作用,不得用医疗术语和虚假宣传等。

上述标识均为化妆品卫生监督规定的使用标识,即监督标识。化妆品经营者和消费者可通过监督标识了解化妆品卫生质量,卫生监督机构可凭借监督标识进行更有效的卫生监督。凡没有监督标识的化妆品,应视为不合格产品,不准投放市场,并应予取缔。

5. 对生产人员的健康监督 我国"化妆品卫生管理条例"规定,直接从事化妆品生产的人员,须每年进行健康体检,取得健康证后方可从事化妆品的生产活动。凡患有手癣、指甲癣、手部湿疹、发生于手部的银屑病或鳞屑、渗出性皮肤病以及有痢疾、伤寒、病毒性肝炎、活动性肺结核等传染病的人员,不得直接从事化妆品生产活动。我国"化妆品卫生监督条例实施细则"对健康体检的具体实施和有关规定均作了详细说明。

(二)化妆品经营的卫生监督

化妆品经营的卫生监督重点是受监督者守法情况及所经营化妆品的卫生质量。化妆品在流通领域成为商品后的卫生监督均属经营监督。化妆品在运输、贮存和销售过程中,可能受外力影响而破损、外漏、造成有毒有害物质或微生物污染,也可能因温度、湿度、光线等物理因素影响而变质,在此过程中应注意卫生防护。

化妆品掺假和销售伪劣产品是流通领域卫生监督的重要问题。卫生监督部门必须切实加强对化妆品经营单位的卫生监督,坚持化妆品经营单位注册登记制度和索取卫生许可证、检验报告单等方法以提高经营监督的有效性。

我国"化妆品卫生监督条例"规定,凡属首次进口我国的化妆品必须由国家卫生行政部门进行样品卫生质量和使用安全性审查,获得许可证后方可签证进口。获准许进口的化妆品,每次进口时需由国家进出口商品检验部门在海关施行检验,其卫生检验方式与国产化妆品相同。

(三)对使用者引起不良反应的预防措施

1.建立病例报告制度 我国"化妆品卫生监督条例"规定,对使用化妆品引起不良反应的病例,各医疗单位应当向当地卫生行政部门报告,卫生部门可印制"化妆品不良反应病例报告单",由医疗单位填写并定期报告。

2.对高危人群的监护 化妆品不良反应最常见是引起皮肤损害,尤以变应性接触性皮炎多见,因此过敏体质者应视为化妆品不良反应的高危人群和重点保护对象。

3.化妆品应在说明书上注明其适用范围,含有变应原的化妆品,应注明"过敏体质者禁用或忌用"字样。

(四)化妆品卫生监督体系

我国"化妆品卫生监督条例"规定,国家实行化妆品卫生监督制度。国务院卫生行政部门主管化妆品卫生监督工作。其具体任务是负责特殊用途化妆品审批,组织化妆品安全性评审,尤其对进口化妆品、特殊用途化妆品和化妆品新原料进行安全性评审。对化妆品引起的重大事故进行技术鉴定;决定撤销特殊用化妆品批准文号;负责解释"条例"和制订实施细则。省、自治区、直辖市卫生行政部门的职责包括批准和颁发"许可证"及吊销"许可证"。县以上地方各级政府的卫生行政部门主管本辖区内化妆品的卫生监督工作,指定化妆品卫生监督检验机构,聘任各级化妆品卫生监督员。

第三章 食物因素与健康

人类为了维持正常的生理功能和满足劳动工作的需要,必须每日从外界环境摄入必要的物质,除空气和水外,还要通过各种食物组成的膳食,获得人体需要的各种营养物质,以满足机体的正常生长发育、新陈代谢和工作、劳动的需要,这些物质称为营养素(nutrients);机体摄取、消化、吸收、利用食物或营养物质的整个生物学过程称为营养(nutrition)。合理的营养可维持正常的生理功能,促进生长发育,保障智力发展和身体健康,提高抵抗力,有利于疾病防治和延缓衰老。相反,不合理的膳食可能导致营养缺乏病、肥胖、心脑血管等疾病;食物污染可引起食物中毒、肠道传染病、寄生虫病等食源性疾病,有时也可致慢性中毒、致畸或致癌。

第一节 人体需要的营养素和能量

人体需要的营养素概括为六大类:蛋白质、脂类、碳水化合物、矿物质、维生素和水。蛋白质、脂类、碳水化合物的摄入量较大,称为宏量营养素(macronutrients);机体对矿物质和维生素的需要量较小,称为微量营养素(micronutrients)。根据营养素在体内代谢过程中是否产生能量,又可分为两大类:一类为产能营养素,如蛋白质、脂类和碳水化合物;另一类为非产能营养素,如维生素、矿物质和水。

营养素的需要量(nutritional requirement)又称营养素生理需要量,是指维持人体正常生理功能所需各种营养素的量。这个量是促进人体生长发育、保持健康状态和进行各项活动所需的热能和营养素的必要量,低于这个量将对机体健康产生不利影响。不同年龄、性别、体重、劳动强度、生理状况等均影响机体对各种营养素的需要量。此外,某些营养素的需要量还受机体摄入其他营养素的量的影响,如有些B族维生素的需要量随着蛋白质、脂类和碳水化合物摄取量的多少而变化。

膳食营养素参考摄入量(dietary reference intakes,DRIs)是在推荐的每日营养素摄入量(recommened dietary allowance,RDA)基础上发展起来的一组每日平均膳食营养素摄入量的参考值。RDA是在需要量的基础上考虑了人群安全率、加工烹调损失、饮食条件、社会经济条件等实际情况,建议由膳食摄入的各种营养素和能量的量。以往制定RDA的目标以预防营养缺乏病为主,略高于营养素生理需要量。随着经济的发展,膳食模式和生活方式发生了重大的变化,与营养有关的慢性病的发病率不断上升,传统的RDA已不能满足防治慢性病的需要。中国营养学会于2000年10月正式颁布了DRIs,见表3-1、表3-2。

表 3-1　能量和蛋白质的 RNIs 及脂肪供能比

年龄(岁)	能量# RNI(kcal)		蛋白质 RNI(g)		脂肪 占能量百分比(%)
	男	女	男	女	
0～	95kcal/kg*		1.5～3g/(kg·d)		45～50
0.5～					35～40
1～	1100	1050	35	35	
2～	1200	1150	40	40	30～35
3～	1350	1300	45	45	
4～	1450	1400	50	50	
5～	1600	1500	55	55	
6～	1700	1600	55	55	
7～	1800	1700	60	60	25～30
8～	1900	1800	65	65	
9～	2000	1900	65	65	
10～	2100	2000	70	65	
11～	2400	2200	75	75	
14～	2900	2400	85	80	25～30
18～					20～30
体力活动 PAL▲					
轻	2400	2100	75	65	
中	2700	2300	80	70	
重	3200	2700	90	80	
孕妇	＋200		＋5,＋15,＋20		
乳母	＋500		＋20		
50～					20～30
体力活动 PAL▲					
轻	2300	1900			
中	2600	2000			
重	3100	2200			
60～			75	65	20～30
体力活动 PAL▲					
轻	1900	1800			
中	2200	2000			
70～			75	65	20～30
体力活动 PAL▲					
轻	1900	1700			
中	2100	1900			
80～	1900	1700	75	65	20～30

　　注:#各年龄组的能量的 RNI 与 EAR 相同;*为 AI,非母乳喂养应增加 20%;PAL▲,体力活动水平(凡表中数字缺如之处表示未制定该参考值)。
　　摘自《中国居民膳食营养素参考摄入量》,中国营养学会,2000。

表3-2 部分无机盐和维生素的 RNIs 或 AIs

年龄(岁)	钙 AI (mg)	铁 AI (mg) 男/女	锌 RNI (mg) 男/女	硒 RNI (μg)	V_A RNI (μgRE) 男/女	V_D RNI (μg)	V_E AI (mgα-TE*)	V_{B1} RNI (mg) 男/女	V_{B2} RNI (mg) 男/女	V_C RNI (mg)	烟酸 RNI (mgNE) 男/女
0~	300	0.3	1.5	15(AI)	400(AI)	10	3	0.2(AI)	0.4(AI)	40	2(AI)
0.5~	400	10	8.0	20(AI)	400(AI)	10	3	0.3(AI)	0.5(AI)	50	3(AI)
1~	600	12	9.0	20	500	10	4	0.6	0.6	60	6
4~	800	12	12.0	25	600	10	5	0.7	0.7	70	7
7~	800	12	13.5	35	700	10	7	0.9	1.0	80	9
11~	1000	16/18	18/15	45	700	5	10	1.2	1.2	90	12
14~	1000	20/25	19/15.5	50	800/700	5	14	1.5/1.2	1.5/1.2	100	15/12
18~	800	15/20	15/11.5	50	800/700	5	14	1.4/1.3	1.4/1.2	100	14/13
50~	1000	15/15	11.5	50	800/700	10	14	1.3	1.4	100	13
孕妇 早期	800	15	11.5	50	800	5	14	1.5	1.7	100	15
中期	1000	25	16.5	50	900	10	14	1.5	1.7	130	15
晚期	1200	35	16.5	50	900	10	14	1.5	1.7	130	15
乳母	1200	25	21.5	65	1200	10	14	1.8	1.7	130	18

注:*α-TE 为α-生育酚当量(凡表中数字缺如之处表示未制定该参考值)。

摘自《中国居民膳食营养参考摄入量》,中国营养学会,2000。

DRIs 包括 4 项内容：平均需要量(EAR)、推荐摄入量(RNI)、适宜摄入量(AI)和可耐受最高摄入量(UL)。

1. 平均需要量(estimated average requirement,EAR)　是某一特定性别、年龄及生理状态群体对某营养素需要量的平均数。摄入量达到 EAR 水平时可以满足群体中 50% 个体的需要，不能满足群体中另外 50% 个体对该营养素的需要。EAR 是制订 RNI 的基础。

2. 推荐摄入量(recommended nutrient intake,RNI)　相当于传统使用的 RDA，是可以满足某一特定性别、年龄及生理状况群体中绝大多数(97%～98%)个体需要量的摄入水平。长期摄入 RNI 水平，可以满足身体对该营养素的需要，保持健康和维持组织中有适当的储备。RNI 的主要用途是作为个体每日摄入该营养素的目标值。RNI 是以 EAR 为基础制订的，已知 EAR 的标准差，则 RNI 定为 EAR 加两个标准差，即 RNI＝EAR＋2SD。

3. 适宜摄入量 (adequate intake,AI)　在个体需要量的研究资料不足不能计算 EAR，因而不能求得 RNI 时，可设定适宜摄入量(AI)来代替 RNI。AI 是通过观察或实验获得的健康人群某种营养素的摄入量，AI 的准确性远不如 RNI，有可能显著高于 RNI。

4. 可耐受最高摄入量(tolerble upper intake level,UL)　是平均每日摄入营养素的最高量。当摄入量超过 UL 时，发生毒副作用的危险性也随之增大，故 UL 并不是一个建议的摄入水平。在大多数情况下，UL 包括膳食、强化食物和添加剂等各种来源的营养素之和。目前许多营养素还没有足够的资料来制订其 UL，故没有 UL 并不意味着过多摄入没有潜在的危害。

一、蛋白质

蛋白质是一切生命的基础，正常人体内约含 16%～19% 的蛋白质。它是由氨基酸组成的高分子含氮化合物，由于组成的氨基酸种类和数量不同，形成了种类繁多，性质、功能各异的各种蛋白质。

构成人体蛋白质的氨基酸有 20 种，其中有 9 种人体不能合成或合成量不能满足机体需要，必须从食物中直接获得，称为必需氨基酸(essential amino acid,EAA)，即亮氨酸、异亮氨酸、赖氨酸、蛋氨酸、苯丙氨酸、苏氨酸、色氨酸、缬氨酸、组氨酸。除此以外，人体可以利用一些前体物质来合成的氨基酸为非必需氨基酸(non-essential amino acid,NEAA)。

(一)功能

蛋白质的功能概括起来主要有三个方面：

1. 是人体组织的构成成分　人体的任何组织和器官均以蛋白质作为重要的组成成分。

2. 构成体内多种重要物质　人体内的各种酶、抗体、激素类物质均由蛋白质构成；另外细胞膜、血液和体液中的蛋白质与物质的运输、交换、渗透压和酸碱度的维持密切相关。

3. 提供能量　1g 食物蛋白质在体内约产生 16.7kJ(4.0kcal)的能量。

(二)食物蛋白质营养价值评价

食物蛋白质的营养价值的高低主要取决于蛋白质的含量、被机体消化吸收和利用程度。常用的指标有：

1. 蛋白质的含量　虽然蛋白质的含量不等于质量，但是没有一定数量，再好的蛋白质其营养价值也有限。所以蛋白质含量是食物蛋白质营养价值的基础。食物中蛋白质含量测定一般使用微量凯氏定氮法，测定食物中的氮含量，再乘以含氮系数(一般为 6.25)，就可得到食物蛋白质的含量。

2.蛋白质消化率 是指蛋白质在机体消化酶作用下被分解的程度,它受蛋白质性质、膳食纤维、食物加工和烹调方法等的影响。一般动物性蛋白质的消化率多在90%以上;植物性蛋白质由于有纤维素包围,消化率多在90%以下,但纤维素经加工软化破坏或去除后,可以提高蛋白质的消化率。如整豆消化率为60%,加工成豆腐或豆浆后其消化率可提高到90%以上。

3.蛋白质利用率 是指蛋白质被消化吸收后在体内被利用的程度。比较常见的有:

(1)生物学价值(BV) 简称生物价,是以储留氮对吸收氮的百分比来表示。其计算公式如下:

$$\text{生物价} = \text{储留氮}/\text{吸收氮} \times 100 \qquad (3-1)$$

$$\text{储留氮} = \text{吸收氮} - (\text{尿氮} - \text{尿内源性氮}) \qquad (3-2)$$

$$\text{吸收氮} = \text{食物氮} - (\text{粪氮} - \text{粪代谢氮}) \qquad (3-3)$$

蛋白质生物学价值越高,表明其被机体利用程度越好。食物蛋白质的生物学价值高低,主要取决于其所含必需氨基酸的种类和数量。必需氨基酸种类齐全,比例适合人体需要,其生物学价值就高,反之则低,见表3-3。

表 3 - 3　常见食物蛋白质的生物学价值

食物	生物学价值	食物	生物学价值	食物	生物学价值
鸡蛋	94	花生	59	小米	57
牛奶	90	熟大豆	64	小麦	67
虾	85	生大豆	57	玉米	60
鱼	83	绿豆	58	土豆	67
牛肉	76	蚕豆	58	红薯	72
猪肉	74	大米	77	白菜	76

不同食物蛋白质必需氨基酸的含量和比值不同,搭配食用,相互弥补,可提高蛋白质的生物学价值,称为蛋白质的互补作用。如动植物食物搭配,谷类食物(赖氨酸低)与富含赖氨酸的大豆混合食用,均可提高膳食蛋白质的生物学价值。

(2)氨基酸评分(AAS) 也叫蛋白质化学评分,该方法是用被测食物蛋白质的必需氨基酸模式和推荐的理想的模式或参考蛋白质的模式进行比较,来评定蛋白质营养价值高低。

(三)蛋白质参考摄入量及食物来源

由于我国居民膳食以植物性食物为主,所以推荐的RNI值成人为1.16g/(kg·d);按蛋白质供能计,成人应占总热能的10%~12%,儿童青少年占12%~14%。

蛋白质广泛存在于动植物性食物中。动物性食物蛋白质含量高,质量好,但同时含有大量的饱和脂肪酸和胆固醇。植物性食物蛋白质含量低,利用率较差,但大豆蛋白例外。因此,注意蛋白质互补,适当进行搭配是非常重要的。另外,大豆和牛奶均是优质蛋白的良好来源,应大力提倡我国居民增加牛奶和大豆及其制品的消费。

二、脂类

脂类是人体重要的组成成分(约占体重的13%~19%)。营养学上的脂类包括中性脂肪和类脂,前者主要是脂肪和油,后者是磷脂、糖脂、固醇类、脂蛋白等。

(一)功能

1. 供给机体能量和储存能量　脂肪是高能量密度的食物,每克脂肪在体内氧化产生能量 37.7kJ(9kcal)。

2. 构成机体组织的重要物质　人的脂肪组织多分布于皮下、腹腔、肌纤维间,有保护脏器、组织和关节的作用;皮下脂肪具有调节体温的作用。类脂约占总脂肪的 5%,是组织细胞的基本成分,如细胞膜就是由磷脂、糖脂、胆固醇等组成的类脂层;脑髓及神经组织含有磷脂和糖脂;一些固醇类则是体内合成固醇类激素的必需物质。

3. 提供必需脂肪酸　脂肪酸可分为饱和脂肪酸、单不饱和脂肪酸(含有一个不饱和双键)和多不饱和脂肪酸(含有 2 个或 2 个以上不饱和双键)。在不饱和脂肪酸中,有几种多不饱和脂肪酸是人体不可缺少而自身又不能合成,必须通过食物供给的脂肪酸,即为必需脂肪酸(essential fatty acid,EFA)。必需脂肪酸在体内有着重要的生理功能,目前认为亚油酸和亚麻酸是人体必需的两种脂肪酸。

4. 促进脂溶性维生素的吸收　食用油脂不仅含有丰富的脂溶性维生素,而且还有利于脂溶性维生素的吸收。

5. 促进食欲及增加饱腹感　油脂烹调食物可以改善食物的感官性状和口感,促进食欲,同时脂肪进入十二指肠,刺激产生肠抑胃素,使胃蠕动受到抑制,延长胃的排空时间,增加饱腹感。

(二)营养价值的评价

1. 必需脂肪酸的含量　脂肪中必需脂肪酸的含量越多,其营养价值越高。植物油中必需脂肪酸较多(椰子油例外),动物脂肪除鱼油外必需脂肪酸含量较少。

2. 消化率　脂肪熔点与其消化率有关。一般地说,植物油的熔点较低,其消化吸收率也较高。

3. 脂溶性维生素的含量　肝脏、蛋黄和鱼肝油中富含维生素 A、D;植物油中富含维生素 E;动物脂肪中几乎不含维生素。

(三)来源及参考摄入量

脂肪摄入过多,可引起肥胖、心脑血管疾病、胆囊炎、某些癌症的发病率增加,中国营养学会建议成人脂肪的摄入量应占总热能的 20%～30%。

人类膳食脂肪主要来源于动物的脂肪组织和肉类以及植物的种子。动物脂肪相对含饱和脂肪酸和单不饱和脂肪酸多。植物油主要含不饱和脂肪酸。含磷脂较多的食物为蛋黄、肝脏、大豆、麦胚和花生等。含胆固醇丰富的食物是动物脑、肝、肾等动物内脏,肉类和奶类也含有一定量的胆固醇。

三、碳水化合物

碳水化合物包括食物中的单糖、双糖、多糖和膳食纤维等。

(一)功能

1. 提供能量　碳水化合物在体内消化吸收完全,是人类最经济、最主要的能量。

2. 对蛋白质的保护作用　食物中碳水化合物充足可使蛋白质执行特殊的生理功能,免除被作为能量而消耗。当两者一起摄入时,有利于氨基酸的活化和蛋白质的合成以增加氮的储留。

3. 提供膳食纤维　膳食纤维是食物中不被人体消化吸收的多糖和木质素的总称,包括纤维素、半纤维素、果胶、海藻胶、木质素等。膳食纤维主要存在于植物细胞中,可增加粪便体积,促进肠蠕动,有利于粪便排出,防止便秘的作用;减缓食物由胃进入肠道的速度并有吸水作用,从而产生饱腹感而减少能量的摄入,达到控制体重和减肥的作用;减少小肠对糖的吸收,减少胆酸和胆固醇在肝肠循环中的重吸收,从而降低血糖和血胆固醇。但过多膳食纤维能影响食物消化吸收率,影响营养素的吸收。

(二)来源及参考摄入量

中国营养学会建议成人碳水化合物应占总热量的55%～65%。

碳水化合物主要食物来源是粮谷类和根茎类。蔬菜、水果及粗糙的粮谷类是膳食纤维的主要来源。

四、能量

食物中的碳水化合物、脂肪、蛋白质进入体内后,可进行生物氧化释放能量,以维持体温的恒定和各种生理、体力活动的正常进行。国际上通用的热能单位是焦耳(J)和卡(cal)。

$$1cal = 4.18J$$
$$1J = 0.239cal$$

(一)人体的能量消耗

成年人的能量消耗主要用于维持基础代谢、体力活动和食物特殊动力作用,婴幼儿、儿童、青少年还应包括生长发育的能量需要。

1. 基础代谢　基础代谢是维持人体最基本生命活动所必需的能量消耗,即机体处于清醒、静卧、空腹,外界环境安静,室温20℃左右,为维持体温和人体必需的生理功能(心跳、呼吸、排泄、腺体分泌、神经活动和肌肉一定紧张度)所需的热量。影响基础代谢的因素有性别、年龄、体型、内分泌状况和外界环境条件等。

2. 体力活动　体力活动所消耗的热能约占人体总热能消耗的15%～30%,是人体热能消耗变化最大,也是人体控制热能消耗、保持能量平衡、维持健康最重要的部分。不同体力活动所消耗热能不同,2001年中国营养学会专家将中国居民劳动强度分为三级,即轻、中和重体力活动水平,见表3-4。

表 3 - 4　中国营养学会建议中国成年人活动水平分级

活动水平	职业工作分配时间	工作内容	PAL 男	PAL 女
轻	75%时间坐或站立 25%时间站着活动	办公室工作、修理电器钟表、售货员、酒店服务生、化学实验操作以及教师讲课等	1.55	1.56
中	25%时间坐或站立 75%时间特殊职业活动	学生日常活动、机动车驾驶员、电工安装、车床操作、精工切割等	1.78	1.64
重	40%时间坐或站立 75%时间特殊职业活动	非机械化劳动、炼钢、舞蹈、体育运动、装卸和采矿等	2.10	1.82

引自中国营养学会编著《中国居民膳食营养素参考摄入量》,第15页,中国轻工业出版社,2002

3. 食物特殊动力作用　即食物热效应,是指人体在摄食过程中,由于对食物中营养素进行消化、吸收、代谢转化等,引起的额外能量消耗。各种产热营养素的食物特殊动力作用各不相同,如脂肪为本身产生能量的 4%～5%,碳水化合物为 5%～6%,蛋白质可达 30%～40%。

4.生长发育　处于生长发育过程中的儿童,除了上述三方面的能量需求,其能量消耗还应包括生长发育所需要的能量。一般而言,体内每增加 1g 新组织约需 20.0kJ 的能量。

(二)食物来源与参考摄入量

人体的能量来源于食物中蛋白质、脂肪和碳水化合物三大热能营养素,其热能系数分别为 4kcal、9kcal、4kcal。中国营养学会推荐,蛋白质、脂肪和碳水化合物占总热能的适宜比例分别为 10%～12%、20%～30% 和 55%～65%。

五、矿物质(无机盐和微量元素)

体内的各种元素,除碳、氢、氧、氮以有机物的形式存在外,其余元素无论含量多少统称为矿物质(无机盐)。钙、镁、钾、钠、硫、磷、氯 7 种元素的含量占人体总重量的 0.01% 以上,称为宏量元素。其他元素在体内含量低于体重的 0.01%,称为微量元素,其中铁、碘、铜、锌、锰、钴、钼、硒、铬、锡、硅、氟、镍、钒等 14 种元素是机体生命活动中必不可少的,称为必需微量元素。

与其他营养素不同,无机盐不能在体内产生与合成,且在新陈代谢中每日都有一定量通过各种途径排出体外,因此必须通过膳食补充。我国人群中比较容易缺乏的有钙、铁、锌。在特殊地理环境或其他特殊条件下,也可能有碘、硒及其他元素的缺乏问题。

(一)钙

钙是人体内含量最高的无机元素,成年时体内含量达 1000～1200g,其中 99% 集中在骨骼和牙齿中,是构成骨骼和牙齿的主要成分。另外 1% 存在于软组织、细胞外液和血液中,维持神经肌肉的兴奋性,调节心脏和神经的正常活动;参与维持体内酸碱平衡及毛细血管渗透压;参与细胞膜的组成,维持生物膜的正常通透性。

钙缺乏主要影响骨骼和牙齿的发育,引起婴幼儿佝偻病、成人骨软化症和老年人骨质疏松症。

钙吸收受膳食中草酸盐、植酸盐、膳食纤维的影响,脂肪消化不良,可使未被吸收的脂肪酸与钙形成皂钙,而影响钙的吸收。膳食中维生素 D、乳糖、蛋白质等有促进钙吸收的作用。此外,钙的吸收还受机体对钙的需要量的影响。

中国营养学会推荐钙的 AI 值:成年人为 800mg,孕妇、乳母 1000～1200mg,婴幼儿为 300～600mg。

钙的最佳食物来源为奶与奶制品,因为这些食物不仅含钙丰富,而且还含有能促进钙吸收的乳糖和氨基酸。可以连骨或壳吃的小鱼、小虾、豆及豆制品等含钙也较多。

(二)铁

铁是人体必需微量元素中含量最多的一种,总量约为 4～5g,60%～70% 存在于血红蛋白中,3% 存在于肌红蛋白,1% 存在于含铁酶类(如细胞色素、细胞色素氧化酶、过氧化物酶与过氧化氢酶等),这些称为功能性铁。其余 25% 左右为储存铁,主要以铁蛋白和含铁血黄素的形式存在于肝、脾和骨髓中。

铁是构成血红蛋白、肌红蛋白、细胞色素及某些呼吸酶的成分,参与体内氧和二氧化碳的转运、交换和组织呼吸过程。缺铁可致缺铁性贫血,尤以婴儿、儿童、女青少年和孕妇多发。

膳食中的铁以血色素铁和非血色素铁两种形式存在。血色素铁主要以卟啉铁形式存在于动物性食品中,可直接被肠黏膜上皮细胞吸收,其吸收率较高。非血色素铁以 $Fe(OH)_3$ 络合物形式存在于植物性食品中,此种铁必须在胃酸作用下还原为二价铁才能被吸收,受膳食中的植酸、草酸、磷酸和碳酸等因素的影响而吸收率较低。另外,维生素 C、含巯基氨基酸、胃酸、肉类和肝脏中的肉类因子等可促进铁吸收;由于生长发育期、月经、妊娠等原因,机体对铁的需要量增加也可促进铁的吸收。

中国营养学会建议铁的 AI 值:成年男子 15mg/d,成年女子 20mg/d,孕妇、乳母 25mg/d。

铁的良好食物来源为动物肝脏、动物全血、瘦肉、鱼类;豆类、海带、黑木耳、芝麻酱等也含有较多的铁。蔬菜和牛奶及奶制品中含铁不高且生物利用率低。

(三)锌

人体含锌 $1.4\sim2.5g$,主要存在于肌肉、骨骼、皮肤,是体内许多酶的组成成分。锌在组织呼吸、蛋白质合成、核酸代谢中起重要作用,能促进生长发育与组织再生;促进性器官和性功能的正常发育;参与构成唾液蛋白,维持正常味觉,促进食欲;促进维生素 A 正常代谢和生理作用,保护皮肤健康并参与免疫功能。锌缺乏可致生长迟缓、食欲不振、味觉迟钝甚至丧失或异食癖、皮肤创伤不易愈合、易感染、性成熟延迟等。

中国营养学会建议锌的 RNI 值:成年男性为 15mg/d,女性为 11.5mg/d。

锌的食物来源广泛,动物性食物的锌含量高,海产品为锌的良好来源,奶和蛋类次之,蔬菜、水果含量少。

(四)碘

人体内含碘约 $20\sim50mg$,其中 20% 存在于甲状腺。碘是合成甲状腺素的原料,故其生理作用也通过甲状腺素的作用表现出来,缺乏时导致单纯性甲状腺肿,孕妇严重缺碘可致婴儿发生克汀病。

中国营养学会推荐的碘 RNI 值为成人 $150\mu g/d$,孕妇、乳母 $200\mu g/d$。

食物中碘离子极易被吸收,含碘较高的食物有海产品,如海带、紫菜、淡菜、海参等。

(五)硒

硒在人体总量为 $14\sim20mg$,广泛分布于组织和器官中。硒是谷胱甘肽过氧化物酶的重要组成成分,该酶具有抗氧化作用,可去除体内脂质过氧化物,从而保护生物膜免受损害,维持细胞正常功能;硒存在于所有免疫细胞中,可明显提高机体免疫力;硒与金属有很强亲和力,能与重金属如汞、镉和铅等结合形成金属硒蛋白复合物而解毒,并使金属排出体外;硒具有保护心血管、维护心肌健康的功能;硒还具有促进生长、保护视觉器官以及抗肿瘤的作用。

硒缺乏已被证实是发生克山病的重要原因。临床主要症状为心脏扩大、心功能失代偿、心力衰竭或心源性休克、心率失常、心动过速或过缓等。生化检查可见血浆硒浓度下降,红细胞谷胱甘肽过氧化物酶活性下降。此外,缺硒与大骨节病也有关。硒摄入过量可致中毒,主要表现为头发变干、变脆、易断裂及脱落。

中国营养学会推荐硒的 RNI 值成人为 $50\mu g/d$,孕妇 $50\mu g/d$,乳母 $65\mu g/d$。

动物性内脏和海产品是硒的良好来源,如猪肾、猪肝、鱼子酱、海参、牡蛎等。食物中硒的含量随地域不同而异,特别是植物性食物的硒含量与地球表面土壤中硒元素含量水平有关。

六、维生素

维生素是维持机体正常生理功能及细胞内特异代谢反应所必需的一类微量低分子有机化合物。大都以本体或前体形式存在于天然食物中,不能在体内合成,也不能大量贮存,必须由食物提供。不构成组织,也不提供能量,机体需要量甚微,在体内多以辅酶或辅基的形式发挥重要作用。

维生素种类很多,化学结构和功能各不相同,根据溶解性维生素可分脂溶性(A、D、E、K)和水溶性(B$_1$、B$_2$、B$_6$、B$_{12}$、PP、C)两大类。

(一)维生素 A 及胡萝卜素

维生素 A(视黄醇)存在于动物体内;β-胡萝卜素(维生素 A 原)存在于植物中,为维生素 A 的前体,在人体肝及肠黏膜中可转化为维生素 A。

维生素 A 参与视网膜内视紫红质的合成与再生,维持正常的视觉;参与糖蛋白合成,维持上皮组织结构的完整和功能,抑制皮肤角化;促进机体正常生长发育,有增强机体抗感染和抗癌的能力。长期缺乏维生素 A 可致暗适应能力降低,甚至夜盲症;皮肤干燥,毛囊角化;儿童生长发育迟缓,抵抗力下降易感染。由于维生素 A 排泄率低,故长期过多摄入可引起中毒症。

食物中全部具有视黄醇活性的物质常用视黄醇当量(RE)来表示,包括动物性食物中维生素 A 和植物性食物中的维生素 A 原的总量(μg)。它们常用的换算关系是:

$$1μg \text{ 视黄醇} = 1μg \text{ 视黄醇当量(RE)}$$

$$1μg \text{ 胡萝卜素} = 0.167μg \text{ 视黄醇当量(RE)}$$

$$\text{膳食中总视黄醇当量}(μgRE) = \text{视黄醇}(μg) + β\text{-胡萝卜素}(μg) \times 0.167$$

根据我国成人维生素 A 推荐摄入量(RNI),男性为 $800μg$ 视黄醇当量/d,女性为 $700μg$ 视黄醇当量/d。维生素 A 的安全摄入量范围较小,大量摄入有明显的毒性作用。目前推荐的维生素 A(不包括胡萝卜素)的 UL 成年人为 $3000μg/d$。

维生素 A 的最好来源是动物肝脏、鱼卵、奶类、蛋类等。胡萝卜素的主要来源为深绿色或红黄色蔬菜及水果,如胡萝卜、西兰花、苜蓿、空心菜、豌豆苗、红心红薯、芒果、杏子及柿子等。

(二)维生素 D

维生素 D 是指具有钙化醇生物活性的一大类物质,包括维生素 D$_2$(麦角钙化醇)和维生素 D$_3$(胆钙化醇),分别由麦角固醇和 7-脱氢胆固醇经紫外线照射转变而成,在肝、肾中被氧化后具有生物活性。其主要生理功能是促进钙、磷吸收,调节钙、磷代谢和促使骨骼及牙齿正常生长与硬化。维生素 D 缺乏则影响骨骼和牙齿的生长发育,严重时儿童可患佝偻病,成人可患骨质软化症。摄入过多也可在体内蓄积引起维生素 D 过多症。

中国营养学会建议维生素 D 的 RNI 值成人为 $5μg/d$,孕妇、乳母、儿童及老年人均为 $10μg/d$。

维生素 D 的来源包括日光照射与食物来源。海水鱼、肝、蛋黄及鱼肝油制剂均是维生素 D 的良好食物来源。

(三)维生素 B₁(硫胺素)

维生素 B₁ 以二磷酸硫胺素(TPP)辅酶形式参与体内糖代谢,能抑制胆碱酯酶的活性,维持神经、肌肉特别是心肌的正常功能,维持胃肠道正常蠕动和消化液分泌。缺乏时体内碳水化合物代谢障碍,可导致神经系统病变和心脏功能损害,引起多发性神经炎和脚气病。

维生素 B₁ 的需要量与机体能量代谢密切相关,故供给量应与机体热能供给量呈正比,所以一般的供给量应按总热能需要量推算。中国营养学会建议维生素 B₁ 的 RNI 值成年男性为 1.4mg/d,女性为 1.3mg/d。

维生素 B₁ 广泛存在于天然食物中,含量丰富的食物有粮谷类、豆类和坚果,特别是粮谷类的表皮和胚芽部分,故碾磨过多、过分淘米或烹调加碱均可造成维生素 B₁ 的大量损失。另外动物内脏、瘦肉、蛋类和绿叶蔬菜中含量也较高。

(四)维生素 B₂(核黄素)

维生素 B₂ 是体内多种黄素酶的辅基,参与机体组织呼吸及氧化还原过程,并与视网膜感光作用、生长发育有关。缺乏时可发生口角炎、唇炎、舌炎、睑缘炎、结膜炎、脂溢性皮炎、阴囊皮炎等。

维生素 B₂ 的需要量与机体能量代谢及蛋白质的摄入量均有关,所以能量需要量增加、生长加速和创伤修复期,维生素 B₂ 的供给量也需增加。中国营养学会建议维生素 B₂ 的RNI 值成年男性为 1.4mg/d,女性为 1.2mg/d。

动物性食物含维生素 B₂ 较多,尤以肝、肾、心中丰富,蛋类、鳝鱼、乳类也较多。植物性食物以绿色蔬菜类及豆类含量较多。

(五)维生素 C(抗坏血酸)

维生素 C 作为一种很强的抗氧化剂,参与体内氧化还原过程,维持组织细胞的正常功能;促进体内胶原合成,促进伤口愈合,维护血管壁的正常结构;参与类固醇代谢,使胆固醇转变为胆酸,从而降低血胆固醇含量;阻断亚硝胺在体内形成,具有防癌、抗癌作用;促进铁的吸收,增强机体抵抗力等。缺乏时可引起坏血病,表现为毛细血管脆性增加,伤口愈合不良,抵抗力下降等。

中国营养学会推荐维生素 C 的 RNI 值成人为 100mg/d,UL 为 ≤1000mg/d。在高温、寒冷和缺氧条件下劳动或生活,经常接触铅、苯和汞等有毒物质的人群,孕妇、乳母均应增加维生素 C 的摄入量。

维生素 C 主要存在于新鲜蔬菜和水果,特别是绿叶蔬菜。含量较丰富的蔬菜有辣椒、油菜、卷心菜、菜花等。含量较多的水果有草莓、柑橘、柠檬、柚子等,而苹果和梨含量很少。一些野菜野果中维生素 C 含量尤为丰富,如苜蓿、刺梨、沙棘、弥猴桃等。

第二节 主要食物的营养价值

食品营养价值的高低,取决于食品中营养素的种类是否齐全、数量多少、相互比例是否适宜及是否容易消化吸收。不同食品因营养素的构成不同,其营养价值也就不同,即使是同一种食品由于品种、部位、产地和烹调加工方法的不同,营养价值也存在一定差异。

一、粮谷类

粮谷类包括稻米、麦子、玉米和高粱等。我国居民膳食中有 $50\%\sim70\%$ 的能量和 50% 左右的蛋白质由粮谷类供给,此外,粮谷类还是一些矿物质和 B 族维生素的良好来源。

粮谷类含蛋白质为 $7\%\sim15\%$,其氨基酸组成不平衡,赖氨酸含量很少,苏氨酸、色氨酸、苯丙氨酸及蛋氨酸也偏低。谷类脂肪含量低,一般为 $1\%\sim2\%$,其中 70% 以上为不饱和脂肪酸。粮谷类中碳水化合物的含量达 $70\%\sim80\%$,主要为淀粉。谷类含矿物质为 $1.5\%\sim3\%$。谷类中含丰富的 B 族维生素,不含维生素 A、C,谷胚中含有较多的维生素 E。

谷类的维生素、矿物质、蛋白质和脂肪主要存在于谷物的谷胚及表层,故加工和烹调方法对谷类营养价值影响较大。

二、豆类及其制品

豆类分两类:一类为大豆(包括黄豆、黑豆及青豆),另一类为其他豆类(包括豌豆、蚕豆、绿豆、红豆、豇豆、芸豆等)。其中大豆类营养素组成齐全,含较多的生物活性物质,是人类健康不可缺少的重要食品。

1. 大豆的营养价值　大豆含蛋白质十分丰富($35\%\sim40\%$),氨基酸组成全面而平衡,是唯一来自植物的优质蛋白质,且赖氨酸含量丰富,是粮谷类蛋白的理想互补食品,但生大豆中的胰蛋白酶抑制剂影响蛋白质的消化吸收率,应充分加热破坏。大豆含脂肪 $15\%\sim20\%$,其中不饱和脂肪酸约占 85%,且以亚油酸最多,还含有较多的磷脂和维生素 E。大豆中碳水化合物约 $25\%\sim30\%$,其中一半为人体不能消化吸收的棉子糖和水苏糖,可引起腹胀,但有保健作用。豆类中含有丰富的无机盐和 B 族维生素,如钙、磷、钾和维生素 B_1、B_2。另外,大豆中含有多种生物活性物质,如大豆皂甙、大豆异黄酮等,近年来研究发现其具有降低血脂、抗氧化、抗衰老、抗肿瘤、免疫调节等作用。

大豆加工成豆制品可提高蛋白质的消化率,如整粒熟大豆的消化率为 65%,加工成豆浆后为 85%,制成豆腐后则高达 $92\%\sim96\%$。用大豆做成的豆芽含有丰富的维生素 C。

2. 其他豆类的营养价值　其他豆类中蛋白质、脂肪及碳水化合物含量分别为 20%、1% 及 $50\%\sim60\%$,并含有一定量的矿物质与维生素。

三、蔬菜、水果类

人体需要的胡萝卜素、维生素 C、叶酸、维生素 B_2、膳食纤维以及无机盐等主要从蔬菜、水果中获得。水果中的各种有机酸、芳香物质和色素等对增进食欲、促进消化均具重要意义。此外,蔬菜、水果中的一些生物活性物质如类黄酮、含硫化合物等具有抗氧化、抗炎、抗衰老、抗肿瘤、免疫调节、降低血脂、保护心血管等作用。

加工烹调方法不当,如炒菜时间长、加碱等,可使蔬菜中的水溶性维生素特别是维生素 C 和无机盐损失破坏。故烹调新鲜蔬菜时,应先洗后切,急火快炒或加少量淀粉,以减少维生素 C 和矿物质的损失。对一些草酸含量高的蔬菜,如菠菜、苋菜、蕹菜、竹笋等,加工前在开水中烫一下,能去除部分草酸,有利于钙、铁等矿物质的吸收。

四、肉、禽、鱼、蛋、奶类

肉、鱼、禽、蛋类主要提供优质蛋白质、脂肪、矿物质和维生素。

肉、禽类蛋白质含量为 10%～30%。脂肪含量因品种、肥瘦程度及部位而异,一般在 10%～30%。畜肉类脂肪以饱和脂肪酸为主,内脏含有较多胆固醇;禽类以单不饱和脂肪酸为主。肉、禽类碳水化合物少,矿物质含量为 0.6%～1.2%,为铁、磷的良好来源,B 族维生素丰富,内脏则含丰富的维生素 A、维生素 B_2。一般加工烹调对肉、禽类的营养素影响不大,但在高温制作过程中,会损失较多的 B 族维生素。

鱼类蛋白质含量一般为 15%～25%,营养价值与肉类近似,但其肌纤维细短,较肉类更易消化。鱼类含脂肪少,仅为 1%～3%,其中 80% 为多不饱和脂肪酸。鱼类矿物质含量为 1%～2%,钙含量高于肉类,虾皮中钙含量高达 990mg/100g,海鱼含碘多。鱼类也是维生素 B_2 的良好来源,鱼肝中含有大量维生素 A。

蛋类蛋白质中必需氨基酸种类齐全且比例适宜,是人类食物中最理想的蛋白质来源之一,但生蛋中含有抗胰蛋白酶因子及抗生物素蛋白,因此蛋类必须熟食。蛋中脂肪绝大部分存在于蛋黄中,且分散成小颗粒易于吸收,另外,蛋黄还含有一定量磷脂和较高胆固醇。蛋黄又是维生素 A、D、维生素 B_2 的良好来源,并富含钙、磷、铁,但蛋黄中磷蛋白影响铁的吸收。

奶类所含营养成分齐全,组成比例适宜,且容易消化吸收,是幼儿理想的天然食物。蛋白质含量为 3.0%,消化吸收率高(87%～89%),必需氨基酸与鸡蛋近似,属理想蛋白质。乳脂肪含量约为 3.5%,呈较小的微粒分散在乳浆中,易消化吸收。奶类所含碳水化合物为乳糖,含量约为 4.6%。奶类富含钙、磷、钾,但含铁量很少。牛奶中的维生素含量与饲养方式和季节有关。

第三节 改善人群营养的措施

为了增进健康,预防疾病,提倡合理营养,而合理营养的核心为平衡膳食。平衡膳食(合理膳食)是指能全面提供用膳者比例合适的能量和营养素的膳食,它是人体获得全面而平衡营养的唯一途径。平衡膳食应满足以下基本要求:

1.食物本身应无毒害,不含有毒物质及致病微生物。

2.能保证用膳者必需的能量和各种营养素,且营养素之间保持平衡。

3.通过合理加工烹调,避免营养素损失,提高消化吸收率。

4.食物要多样化,感官性状良好,并能满足饱腹感。

5.合理的膳食制度和良好的饮食习惯。

一、人群营养状况评价

为发现人群膳食中存在的问题,预防和控制营养失衡所引起的疾病,增进健康,应开展人群营养调查评价,包括三方面内容,即膳食调查、体格检查和生化检验。

(一)膳食调查

通常采用记账法、称重法、24 小时回顾法和食物频率法,了解一定时期被调查对象所摄入的各种食物的量,结合食物成分表,计算出每人每日热能和各种营养素的摄入量,与国家建议摄入量相比较,从而评价能否满足需要,质量是否符合要求,三大供能营养素的供热比是否合适等。

(二)体格检查

主要测量身高、体重、皮下脂肪厚度等指标,检查身体发育情况;根据临床症状和体征检查有无营养不足和缺乏症。

(三)营养水平的生化检验

通过测定被检查者头发、血液或排泄物中所含营养素、营养素代谢产物及相关的化学成分,以判断其体内营养水平。它对于营养不足的早期发现和及时防治具有重要意义。

二、我国居民目前营养膳食状况

经过近 60 年的改革与发展,我国居民的膳食结构得到了不断的改进,居民营养状况也得到了很大的改善,但城乡差别不断增大,让我国依然面临两方面性质全然不同的营养问题。一方面是营养不良和营养缺乏问题还没有得到根本解决,如 2002 年全国营养监测结果表明,我国农村 5 岁以下儿童低体重率及生长迟缓率仍有 8% 与 14.2%;微量营养素(如铁、锌、维生素 A)和钙的缺乏还比较普遍,即使在城市中,儿童、孕妇、老年人缺铁、缺钙问题仍不容忽视。另一方面,部分人由于营养过剩和体力活动不足所致的肥胖及一些慢性病(高血压、高血脂、糖尿病等)的发病率正在迅速上升,在城市和富裕农村尤为明显。

我国传统的膳食结构以植物性食物为主,谷类、薯类和蔬菜摄入量较高,肉类摄入量较低,奶类食物消费较少。此类膳食模式易出现营养不良,但有利于血脂异常和冠心病等慢性病的预防。近 20 年来,随着经济的发展和人民生活水平的提高,我国膳食结构正逐渐向西方化转变,特别是城市和经济发达地区,畜、禽、蛋等动物性食物及油脂消费过多,谷类食物消费偏低。此外,奶类和豆类制品摄入过低、盐摄入量过高仍是全国普遍存在的问题。

三、中国居民膳食指南和平衡膳食宝塔

为尽快改善我国居民的营养膳食状况,国务院于 1997 年制定和印发了"中国营养改善行动计划",并委托中国营养学会制定了《中国居民膳食指南和平衡膳食宝塔》,2007 年再次修订颁布。

(一)中国居民膳食指南(2007)

1.食物多样,谷类为主,粗细搭配;

2.多吃蔬菜水果和薯类;

3.每天吃奶类、大豆或其制品;

4.常吃适量的鱼、禽、蛋和瘦肉;

5.减少烹调油用量,吃清淡少盐膳食;

6.食不过量,天天运动,保持健康体重;

7.三餐分配要合理,零食要适当;

8.每天足量饮水,合理选择饮料;

9.如饮酒应限量;

10.吃新鲜卫生的食物。

(二)中国居民平衡膳食宝塔(2007)

为帮助消费者在日常生活中应用《中国居民膳食指南》,中国营养学会结合中国居民膳

食结构特点,将平衡膳食的原则转化成各类食物的量,见图 3-1,它以直观的宝塔形式告诉人们每日应摄入的食物种类和数量,并通过增加饮水和身体活动的图像,强调了充足饮水和适宜的身体活动对健康的重要性。

平衡膳食宝塔提出了一个营养上比较理想的膳食模式,它所建议的食物量,特别是奶类和豆类食物的量与我国大多数人目前的实际膳食还有一定的差距,特别是贫困地区,但这是不可缺少的,应把它作为我们努力奋斗的目标,逐步加以达到。

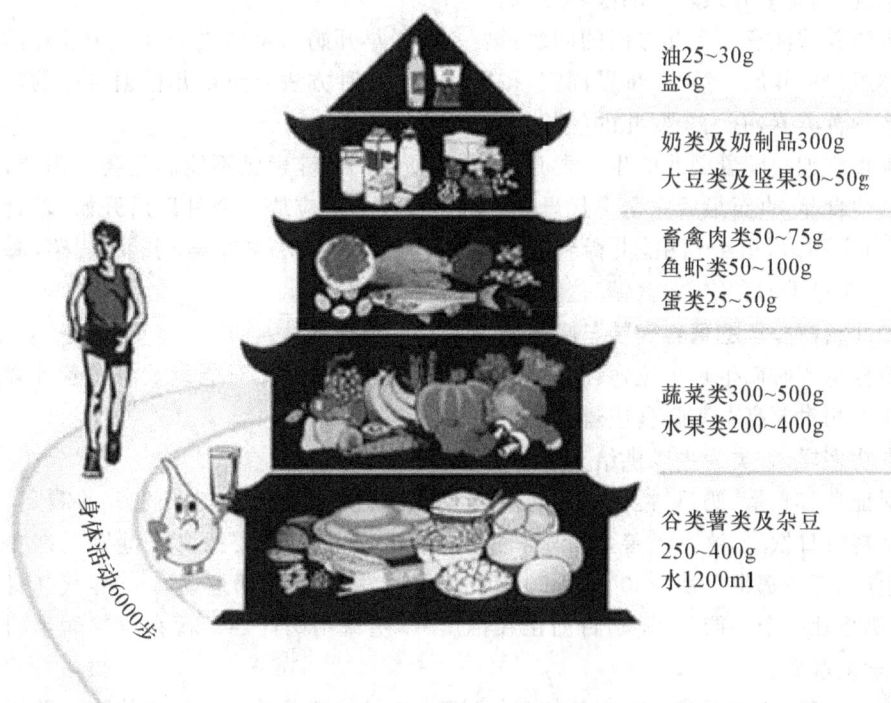

油25~30g
盐6g

奶类及奶制品300g
大豆类及坚果30~50g

畜禽肉类50~75g
鱼虾类50~100g
蛋类25~50g

蔬菜类300~500g
水果类200~400g

谷类薯类及杂豆
250~400g
水1200ml

身体活动6000步

图 3-1 中国居民平衡膳食宝塔

第四节 特殊人群的营养

一、婴幼儿和儿童青少年营养

(一)婴幼儿营养需要

婴幼儿能量消耗包括基础代谢、食物特殊动力作用、各种活动消耗、生长所需四个方面。

婴幼儿时期,生长迅速,需要较多的蛋白质用以构成机体组织。然而,婴幼儿胃、肠、肝、肾等尚未发育完善,蛋白质摄入过多,会增加各脏器的负担,故应注重蛋白质的质量,适当增加蛋、奶、鱼、肉、豆类等优质蛋白质的供给。

脂类是婴幼儿能量和必需脂肪酸的重要来源。必需脂肪酸对婴儿神经系统的发育较为重要,因此,对采用人工喂养的婴儿,尤应注意选用强化必需脂肪酸的代乳品。

钙、磷也是婴幼儿生长发育的重要成分,婴幼儿应有充足的钙、磷供应,以保证骨骼的生长、牙齿的钙化。

婴儿体内虽有一定量的铁储备,但只能满足出生后 4～6 个月内的需要。因母乳、牛奶均为贫铁食物,故应从 4 个月开始,就注意从膳食中补充铁,可添加含铁丰富的动物性食品,如肝脏、瘦肉等。

(二)婴幼儿营养应注意的问题

1.母乳喂养　婴儿喂养可分为母乳喂养、人工喂养和混合喂养三种方式,其中母乳喂养具有许多优点,是婴儿最理想的喂养方式。

母乳喂养需注意以下几方面的问题:第一,应尽早开奶。及早喂奶有助于乳汁的尽早分泌及母体组织的复原。第二,母婴同室,按需哺乳。此种方法能使婴儿根据自己的需要摄入能量及各种营养素,有利于婴儿的生长发育。

2.辅食添加　随着婴儿的生长发育,母乳中所含的营养素已不能满足婴儿需要,必须逐渐添加其他食品,直至最后完全取代母乳。辅食添加一般应从 4 个月以后开始,辅食添加的原则为:由少到多,由细到粗,由稀到稠,食物从单一到混合,先谷类、水果、蔬菜,海鱼、蛋、肉,避免调味过重的食物(如含糖、盐和调味品多的食物)。

(三)儿童青少年的营养需要与膳食要求

儿童青少年时期生长迅速,具有不同程度的学习任务,因此对能量及各种营养素的需要量比成年人相对要高。其膳食应遵守以下要求:

1.食物多样,谷类为主以供给充足的能量和多种营养素。

2.保证鱼、肉、蛋、奶、豆类等食物的供应,保证儿童青少年快速生长发育的需要。

3.坚持每日饮奶,这对改善蛋白质和钙的营养状况有着重要意义。世界上许多国家对奶类的生产、消费都很重视。20 世纪 50 年代美国曾发起"三杯奶运动",60 年代初日本曾倡导"一杯奶强壮一个民族"。我国目前正在推广"学生饮用奶计划",旨在改善学生的营养状况、提高学生素质。

4.吃好早餐,这对于儿童青少年的身体发育、学习成绩以及认知能力均有重要影响。目前认为,良好的早餐应包括粮谷类、肉类、奶类以及蔬菜、水果四类食物。

5.养成不挑食、不偏食、少吃零食的好习惯,饮用清淡饮料,并适当控制食糖摄入。

二、孕妇与乳母营养

妊娠是一个复杂的生理过程,孕妇在妊娠过程中发生一系列的生理变化。孕期营养不良可致早产儿及低体重儿增加、围产期新生儿死亡率增加、胎儿大脑发育受损、先天畸形的发生率增加。

(一)孕期的营养需要

妊娠期间,由于胎儿生长发育、胎儿与母体组织增长以及蛋白质、脂肪的储存等,对能量的需要量增加。孕初期增加不明显,中期以后明显增加。

孕期对蛋白质的需要量增加,主要用于满足胎儿、胎盘及母体组织的生长。

孕期需增加储存钙约 30g,用于胎儿骨骼和牙齿的发育。孕期由于胎儿和胎盘组织迅速增长以及母体血容量扩张,对铁的需要量增加。孕妇碘缺乏可致胎儿甲状腺功能低下,从而引起以智力发育迟缓和生长发育迟缓为主要表现的呆小病。

孕期对维生素 A、D、E、B_1、B_2、C 及叶酸的需要量增加。维生素 A、D 为胎儿的正常生长发育所必需;孕早期叶酸缺乏是导致胎儿神经管畸形发生的重要原因之一。

(二)乳母的营养需要

乳母由于分泌乳汁,每天损失一定数量的能量及各种营养素。乳母营养素摄入不足,一则影响乳汁分泌量,二则要动用母体的营养素储备来维持乳汁成分的恒定,从而造成乳母营养缺乏。因此,必须供给乳母充足的能量及各种营养素。

(三)孕妇和乳母合理膳食要求

1.食物多样化,适量增加鱼、肉、禽、蛋、奶、海产品的供给,使优质蛋白质占1/3以上。

2.多食含钙丰富的食物。

3.增加新鲜蔬菜、水果的摄入。

4.少吃盐、腌制品和刺激性食物。

5.烹调方法多用炖、煮、炒,少用油煎、油炸。

三、老年人营养

(一)老年人的营养需要

老年人由于基础代谢降低、体力活动减少,对能量的需要量相对减少,每日的能量摄入量应适当降低,以维持理想体重。

老年人易出现负氮平衡,且老年人肝、肾功能降低,摄入蛋白质过多可加重肝、肾负担。因此,老年人蛋白质的摄入应量足质优,优质蛋白质应占1/3以上。脂肪的摄入不宜过多,脂肪供能以占总能量的20%~30%为宜,且应增加多不饱和脂肪酸的摄入,胆固醇的摄入量应≤300mg/d。老年人糖耐量降低,建议碳水化合物提供的能量占总能量的55%~65%为宜,降低单糖、双糖和甜食的摄入,增加膳食纤维的摄入。

维生素在调节代谢、延缓衰老方面有重要作用。维生素C、维生素E及β-胡萝卜素具有抗氧化作用;维生素A能促进免疫耐受性、加强淋巴器官增生及增强自身免疫活力;维生素D可促进钙的吸收及骨质钙化。因此,老年人应适当补充这些维生素。

老年人应供给充足的钙、铁、硒、铬等。老年人钙的吸收率降低,对钙的利用和储存能力低,充足的钙摄入可减少骨质丢失,对骨质疏松症及由其所引起的骨折有一定的预防作用;老年人对铁的吸收利用能力下降,造血功能减退,易出现缺铁性贫血,因此,老年人应供给充足的铁;充足的硒摄入对于防止氧化剂对机体的损伤、延缓衰老具有一定的作用;充足的铬有利于维持老年人正常糖代谢,改善葡萄糖耐量等。

(二)老年人的合理膳食要求

1.维持能量摄入与消耗的平衡,饮食饥饱适中,保持理想体重,防止肥胖,BMI宜在18.5~23.9。

2.控制脂肪摄入,特别是控制饱和脂肪酸的摄入。饮食以植物油为主,少食动物脂肪,少食饱和脂肪酸和胆固醇高的食物(如蛋黄、脑、肝、肾、鱼子、奶油等)。

3.蛋白质要以优质蛋白质为主,荤素合理搭配,提倡多吃奶类、豆类和鱼类。

4.碳水化合物以淀粉为主,重视膳食纤维和多糖类食物的摄入。

5.保证充足的新鲜蔬菜和水果摄入。

6.重视钙、铁、锌等的补充。

7.膳食应少食多餐,清淡少盐。烹调方法适合老人特点,易于消化。少吃油炸、烟熏、腌制食物,不吸烟,不过量饮酒。

第五节　营养与疾病

一、营养与肥胖症

肥胖是由于机体长期能量摄入超过消耗,多余的能量在体内转变成脂肪,在体内积聚,从而导致体重增加(超过相应身高标准体重 20% 以上),并产生一系列病理、生理变化的状态。

(一)肥胖的发病原因

肥胖的发生总的来说有两个方面的原因,即内因和外因。

1.肥胖发生的内因　即遗传因素。一般认为,遗传因素决定了人体对肥胖的易感性,而环境因素与遗传因素的共同作用才决定人体最终是否肥胖。

2.肥胖发生的外因　即环境因素,主要包括饮食因素、社会因素、行为心理因素等。

(1)饮食因素　饮食因素是产生肥胖的重要环境因素,如:进食量过多、速度过快,喜食高能量、高脂肪食物,经常大量食用甜食、零食,经常饮酒等。

(2)社会因素　随着社会的发展、科技的进步,一方面给人们带来了越来越丰富的食物,尤其是人们对动物性食品、脂肪等高能量食品的摄入量明显增加;另一方面科技的进步给人们创造了更加便利的交通、生活及工作条件,如汽车、电梯、电视、电脑以及生产的自动化操作等,从而使人们的体力活动减少,能量消耗随之减少。

(3)行为心理因素　肥胖者中内向不善交际、不喜欢活动、进食量较多且快等习惯较多见,这些行为有助于肥胖的形成,同时肥胖又可导致这些心理、行为问题,两者相互促进,相互加强,形成恶性循环。

(二)肥胖对健康的危害

肥胖可使人体发生某些疾病(2 型糖尿病、高血压、高脂血症、高尿酸血症、癌症、变形性关节炎、月经异常以及心理障碍等)的危险性增大,总死亡危险性增加。

(三)肥胖的预防和治疗

1.预防　加强健康教育,让人们充分认识到肥胖的危害性,指导居民合理膳食,改掉不良饮食习惯和生活习惯,鼓励人们多进行体育锻炼和增加日常生活中的活动量。

2.治疗　肥胖治疗原则是达到能量负平衡,促进脂肪分解。常用方法有:

(1)膳食控制　通过控制每天的食物摄入量及摄入食物的种类,来减少总能量的摄入,使每天保持一定量的能量亏损。但能量的减少必须以保证人体能从事正常活动为原则,否则将对身体健康带来危害,以至于难以长期坚持。除控制总能量摄入外,还可适当降低脂肪的产能比,增加蛋白质的产能比。因此在选择食物种类上,应多吃瘦肉、奶、水果、蔬菜和谷类食物,少吃肥肉等油脂含量高的食物,一日三餐食物总摄入量应控制在 500g 以内。为防止饥饿感,可吃膳食纤维含量高的食物。同时为了达到减肥的目的,必须改掉不良的饮食习惯。

(2)运动疗法　运动疗法常与膳食控制配合使用。采用运动疗法治疗肥胖应注意以下几点:第一,应重视增加习惯性的日常活动,如步行或骑自行车上下班、购物、爬楼梯等。第二,活动强度以低、中度为宜,尤其应注重快步走、骑自行车、爬山、游泳及做健身操等,一般不必选择高强度的体育活动。第三,应长期坚持,直至终生,否则,会出现体重反弹现象。

(3)药物疗法 国外常用西药治疗,而国内常用中药减肥。

(4)非药物疗法 主要有针刺疗法、艾灸疗法、推拿按摩法等,用于治疗单纯性肥胖有一定疗效。

二、营养与心血管疾病

近年来,随着我国经济的发展、膳食结构的改变,心血管疾病已成为严重危害我国人民健康的一类疾病。该病的发病原因非常复杂,目前认为除与遗传、年龄、缺乏体力活动、抽烟等因素有关外,膳食因素对该病的发生和发展也起着重要作用。

(一)与心血管疾病有关的营养因素

1.脂类 大量流行病学研究表明膳食脂肪总摄入量,尤其是饱和脂肪酸的摄入量与动脉粥样硬化的发病率呈正相关。一般认为,饱和脂肪酸可使血胆固醇水平升高,尤其是 LDL 水平升高。单不饱和脂肪酸和多不饱和脂肪酸一样,可以降低血胆固醇,主要降低 LDL。

反式脂肪酸是不饱和脂肪酸(自然界中多为顺式)在食品加工过程中,经氢化而形成的脂肪酸。研究表明,反式脂肪酸可升高 LDL,同时亦可降低 HDL,从而增加心血管疾病的危险性。

人体内的胆固醇来自外源性和内源性两种途径。外源性即膳食摄入约占 30%～40%,其余由肝脏合成。当膳食中摄入的增加时,不但肠道吸收率降低,体内胆固醇合成也降低。但这种反馈调节并不完善,故摄入太多的胆固醇时,仍可使血中胆固醇含量升高。

磷脂可使胆固醇转化成胆固醇酯,使血胆固醇浓度降低,有利于防止动脉粥样硬化。

植物固醇能够在消化道与胆固醇竞争性形成“胶粒”,抑制胆固醇吸收,从而降低血胆固醇。

2.能量与碳水化合物 过多的能量摄入可致肥胖及血甘油三酯水平的升高,而肥胖、高甘油三酯血症均为冠心病、高血压等心血管疾病的重要危险因素。

膳食中碳水化合物的种类和数量对血脂水平有较大的影响。蔗糖、果糖摄入过多容易引起血甘油三酯升高。膳食纤维能够降低胆固醇和胆酸的吸收,并增加其从粪便的排出,具有降低血脂的作用。

3.蛋白质 动物实验发现,高动物性蛋白膳食可促进动脉粥样硬化的形成。用大豆蛋白和其他植物性蛋白代替高脂血症患者膳食中的动物蛋白能够降血胆固醇。

4.维生素 维生素 E、C 具有抗氧化作用,可防止不饱和脂肪酸过氧化对心血管系统的损伤;维生素 C 还参与胆固醇代谢形成胆酸,降低血胆固醇。此外,维生素 B_{12}、叶酸、维生素 B_6 缺乏,可致心血管疾病的发生率增加。

5.无机盐 钙、镁、铬、钾、硒等对心血管系统具有保护作用。钠摄入过多可使血压升高,促使心血管疾病的发生。

(二)膳食调控原则

1.限制总热能摄入,保持理想体重。

2.限制脂肪和胆固醇的摄入,膳食中脂肪摄入量宜占总热能的 20%～25%。

3. 多吃植物性蛋白质，特别是大豆及大豆制品，少吃甜食。

4. 多吃新鲜蔬菜和水果，以保证充足的膳食纤维和维生素。

5. 饮食易清淡、少盐、少饮酒。

6. 适当多吃保护性食品，如大豆、山楂、大蒜、洋葱、香菇、木耳等。

三、营养与糖尿病

糖尿病是由于体内胰岛素分泌绝对或相对不足而引起碳水化合物、脂肪和蛋白质等代谢紊乱的一种疾病。患者以高血糖为主要标志，以多饮、多食、多尿、体重减少，即"三多一少"为主要临床症状，且容易并发心、肾、脑、眼等部位的血管病变，从而引起严重的后果，甚至残疾、死亡。

(一)糖尿病的危险因素

1. 肥胖　大量研究显示肥胖与 2 型糖尿病发生有密切关系。而高能量食物(如含脂肪多的动物性食物)摄入多、低能量食物(蔬菜、水果)摄入少，总能量消耗少是单纯性肥胖的根本原因。

2. 缺乏体力活动　是 2 型糖尿病的另一重要危险因素。

3. 生理病理因素　主要包括年龄增大、妊娠、感染等。

4. 遗传因素　糖尿病具有家族遗传性。调查发现，糖尿病亲属的发病率比非糖尿病亲属高 17 倍，双亲均为糖尿病患者，所生子女约 5% 以上有糖尿病。

(二)糖尿病的饮食调控原则

对于糖尿病的治疗，我国学者提出了以饮食治疗、运动治疗、教育与心理治疗、药物治疗和病情监测为内容的"五套马车"综合治疗原则，其中饮食治疗是糖尿病控制最基本、最重要的措施，无论是否采用药物治疗，均应长期坚持饮食治疗。饮食调控原则有：

1. 合理控制总热能　这是糖尿病饮食控制的总原则。能量的摄入以能维持或略低于理想体重为宜。此外，应配合适当的体力活动以增加能量消耗。若食用水果，应适当减少主食的量。

2. 选用高分子碳水化合物　碳水化合物供给量以占总热能的 50%～60% 为宜。最好选用吸收较慢的多糖，如玉米、荞麦、燕麦、莜麦等，少食富含精制糖的甜点。

3. 控制脂肪和胆固醇的摄入　脂肪摄入量占总热能的 20%～25%。胆固醇摄入量应低于 300mg/d。避免进食肥肉、动物内脏、蛋黄、鱼子等食物。

4. 选用优质蛋白质　多选用大豆、兔、鱼、禽、瘦肉等食物，优质蛋白质至少占 1/3。

5. 增加膳食纤维的摄入　建议膳食纤维摄入量约为 20～35g/d。

6. 适当补充维生素和矿物质　糖尿病患者因主食和水果摄入量受限制，且体内代谢相对旺盛，较易发生维生素和矿物质缺乏，故应注意补充。

7. 食物多样，清淡少盐，控制饮酒，少食多餐以维持血糖稳定。

四、膳食、营养与癌症

癌症是目前威胁人类健康最为严重的一类疾病，它的发病原因复杂，死亡率高，且许多癌症至今仍缺乏有效的治疗方法，因此，癌症的预防显得尤为重要。据估计，至少 35% 的人类癌症与膳食因素有关，因此，提倡健康合理的饮食对癌症的预防意义重大。

(一)食物与癌

1.蔬菜、水果与癌症　蔬菜、水果对于癌症的保护性作用是研究得最多、也是最被认可的。蔬菜、水果对于癌症的保护作用主要通过以下方面:蔬菜、水果中含有抗氧化剂,如维生素 C、维生素 E、β-胡萝卜素与其他类胡萝卜素及生物类黄酮等,可以防止机体的氧化性损伤;维生素 C 与维生素 E 还可抑制亚硝胺的合成;蔬菜、水果中含有较多的膳食纤维,可减少结肠癌的发生。

2.豆类与癌　流行病学调查显示,大豆摄入量与乳腺癌、前列腺癌等癌症的发生率呈负相关。动物实验和人体癌细胞体外实验结果证明:大豆中抗癌成分为异黄酮、特殊的氨基酸模式、蛋白酶抑制剂和植酸等。

3.动物性食品与癌　有调查显示,含有大量红肉(指牛、羊、猪肉)、蛋类和乳及乳制品较多的膳食,有可能增加某些癌症(结肠癌)发生的危险性。

(二)防癌膳食建议

世界癌症研究会和美国癌症研究所专家组提出了以下预防癌症的膳食建议。

1.食物多样,主要选择植物性食物,如蔬菜、水果、豆类和粗粮。

2.避免体重过轻或过重。

3.坚持体力活动,每天快步走路或类似运动 1h,并且每周至少参加活动量较大的运动 1h。

4.坚持每天吃各种蔬菜和水果 400~800g,保持蔬菜 3~5 种,水果 2~4 种。

5.每天吃谷类、豆类、根茎类多种食物 600~800g,尽量多吃粗加工的谷类,限制摄入精制糖。

6.不抽烟,少饮酒。

7.每日红肉(指牛肉、羊肉、猪肉)摄入量不超过 80g。

8.限制脂肪含量高,特别是动物脂肪含量高的食物。选择植物油,尤其是单不饱和脂肪酸含量高(橄榄油和茶籽油)、氢化程度低的油。

9.少吃盐腌、火烤、烟熏、油炸及变质食物。每日食盐摄入量不超过 6g。

10.控制食品添加剂的使用量及农药等有害污染物在食品中的残留量。

第六节　食品污染及预防

为保证消费者健康,必须确保食品安全。食品安全指食品无毒、无害,符合应当有的营养要求,对人体健康不造成任何急性、亚急性或者慢性危害。食品安全标准具体包括:

1.食品及相关产品中的致病性微生物、农药残留、兽药残留、重金属、污染物质以及其他危害人体健康物质的限量规定。

2.食品添加剂的品种、使用范围、用量。

3.专供婴幼儿和其他特定人群的主辅食品的营养成分要求。

4.对食品安全、营养有关的标签、标识、说明书的要求。

5.食品生产经营过程的卫生要求。

6.与食品安全有关的质量要求。

7.食品检验方法与规程。

8.其他需要制定为食品安全标准的内容。

9.食品中所有的添加剂必须详细列出。

食品污染是指在生产、加工、贮存、运输、销售到食用的全过程中,会受到对人体健康有害的因素的污染,造成食品安全性、营养性、感官性状的变化,改变或降低食品原有的营养价值和卫生质量,并对人体产生危害。

食品污染物按其性质可分为生物性污染(如微生物、寄生虫),化学性污染(如农药、有害金属、黄曲霉毒素、多环芳族化合物、N-亚硝基化合物等),物理性污染(如粮食中的沙石、肉中注入的水、食品中的放射性物质等)。污染后可能引起人体急性、慢性或潜在性危害。

一、细菌污染

食品的细菌污染是食品中最常见的有害因素,由此引起的腐败变质是最常见的食品卫生问题之一。反映食品中细菌污染的指标有两个:一为细菌总数,二是大肠菌群。

(一)菌落总数

1.概念 是指在被检样品的单位质量(g)、容积(ml)或表面积(cm^2)内所含能在严格规定的条件下(培养基及其 pH 值、培育温度与时间、计数方法等)培养所生成的细菌菌落总数,以菌落形成单位表示。菌落总数仅指细菌在一定条件下能繁殖的细菌,而对某些需特殊条件培养的细菌则不能在该指标中反映出来。

2.食品卫生学意义 ①反映食品卫生质量及细菌污染程度,食品清洁状态的指标;②预测食品的储藏期。

(二)大肠菌群

1.菌属及来源 来自人或温血动物肠道,需氧与兼性厌氧,不形成芽孢,在 35～37℃ 发酵乳糖产酸产气的革兰阴性杆菌,包括埃希菌属、柠檬酸杆菌属、肠杆菌属和克雷伯属。

2.食品卫生学意义 大肠菌群一般都是直接或间接来自人与温血动物粪便。食品中如检出大肠菌群则表示食品曾受到人与温血动物粪便的污染,也可作为肠道致病菌污染食品的指示菌。

(三)食品腐败变质及其预防

食品腐败变质是指食品在以微生物(非致病菌)为主的各种因素作用下,食品本身成分发生分解,引起感官性状发生变化,最终失去可食性。

引起食品腐败变质的原因有:①微生物:是引起食品腐败变质的重要原因,包括细菌、霉菌和酵母。②食品本身的组成和性质:包括食品本身的成分、所含水分、pH 值高低和渗透压的大小。③环境因素:气温、气湿、气流、紫外线和氧等。

为了防止食品腐败变质,延长食品可供食用的期限,常对食品进行加工处理,即食品保藏。食品保藏不仅可以改善食品风味,便于携带运输,更重要的是可以防止食品腐败变质。常用的方法包括低温冷藏、冷冻,高温杀菌,脱水干燥,腌渍和糖渍,辐射保藏。

二、真菌与真菌毒素污染

(一)概述

1.影响真菌生长和产毒的条件 环境相对湿度为 80%～90%、温度为 20～30℃(特别是 25℃),是真菌生长、繁殖、产毒的良好条件。真菌的营养来源主要是碳水化合物和少量氮、矿物盐,因此极易在含糖的饼干、面包和粮食等食品中生长繁殖。

2.真菌污染食品的卫生学意义 真菌污染可使食品的食用价值降低,甚至不能食用;真菌在各种食品或饲料中产生的真菌毒素可引起人畜真菌毒素中毒。有的真菌菌种在特定的条件下,也可成为一种加工发酵食品的手段。

3.真菌毒素 是真菌在被其污染的食品中产生的有毒代谢产物。不同真菌毒素的毒性作用不同,按其毒性作用性质可分为肝脏毒、肾脏毒、神经毒、致皮肤炎物质、细胞毒及类似性激素作用的物质。也可按其化学结构不同来分类。目前,人们习惯按产生该毒素的主要真菌名称来命名真菌毒素。真菌毒素中毒的表现有急性中毒、慢性中毒、致癌、致畸和致突变等。

(二)黄曲霉毒素(AF)

1.种类及理化性质 AF 是一类结构相似的化合物的总称,均为黄曲霉和寄生曲霉的代谢产物,共 20 多种,具有很强致癌性。AF 的毒性与其结构有关,凡二呋喃环末端有双键者毒性较强,如 AFB_1、AFG_1 和 AFM_1,其中 AFB_1 的毒性和致癌性最强,在天然食品中最多见,故在食品检测中以 AFB_1 作为检测指标。

AF 具有耐热的特点,裂解温度为 280℃,难溶于水,能溶于油脂和多种有机溶剂。在碱性条件下(如加 NaOH),AF 的内酯环打开形成溶于水的香豆素钠盐而失去毒性。

除菌株种类影响产毒能力和产毒量外,环境温度(25~30℃)、湿度(80%~90%)和氧气(1%以上)亦是黄曲霉和寄生曲霉生长繁殖产毒所必要的条件。我国南方高温、高湿地区 AF 污染严重,北方各省污染较轻。各类食品中,花生、花生油、玉米污染严重,大米、小麦、面粉污染较轻,豆类很少受到污染。

2.毒性

(1)急性毒性 AF 是剧毒物质,对鱼、鸡、鸭、大鼠、豚鼠、兔、猫、狗、猪、牛、猴及人均有强烈毒性,其中最敏感的动物是鸭雏。AF 属于肝脏毒,一次大量口服后,可出现肝细胞坏死、胆管上皮增生、肝脂肪浸润及肝出血等急性病变。国内外曾发生过多起 AF 引起人急性中毒甚至死亡的事件,最典型的为 1974 年印度两个邦中有 200 个村庄暴发黄曲霉毒素中毒性肝炎,397 人发病,死亡 106 人,症状为发烧、呕吐、厌食、黄疸,以后出现腹水、下肢水肿、肝脾增大甚至死亡,尸解可见肝胆管增生及胆汁淤积。

(2)慢性毒性 AF 少量持续摄入则引起肝脏纤维细胞增生甚至肝硬化等慢性损伤,实验动物亦可出现体重减轻、生长发育缓慢、母畜不孕或产仔少等不良反应。

(3)致癌性 大量动物试验证明,黄曲霉毒素对动物有强烈的致癌性,可诱发动物肝癌、肾癌、胃癌、结肠癌及乳腺、卵巢、小肠等部位肿瘤,其中大鼠对其致癌作用最为敏感。从亚非国家及我国的肝癌流行病学调查结果发现,人群膳食中黄曲霉毒素水平与原发性肝癌的发生率呈正相关。

3.防霉去毒措施

(1)防霉 是预防食品被 AF 污染最根本的措施。霉菌的生长繁殖需要一定的气温、气湿、粮食含水量及氧气,其中湿度尤为重要,因此防霉的主要措施是控制食品的水分。一般粮粒含水量在 13%以下,玉米在 12.5%以下,花生在 8%以下,霉菌即不容易繁殖。此外,粮食保藏时除氧充氮(二氧化碳),效果亦可。

(2)去毒　常用的方法有:挑除霉粒法,适用于花生仁及玉米粒去毒。碾轧加工法,适用于大米等,可降低精米中毒素含量。加水搓洗,适用于家庭中大米去毒。加碱去毒法,适用于食用油,目前在食用油加工过程中较常用。

(3)加强食品卫生监测,限制 AFB_1 在食品中的含量。我国食品卫生标准规定: AFB_1 在玉米、花生油、花生及其制品不得超过 $20\mu g/kg$,大米、其他食用油不得超过 $10\mu g/kg$,其他粮食、豆类、发酵食品不得超过 $5\mu g/kg$,婴儿代乳食品不得检出。

三、农药污染

(一)食品中农药残留的来源
进入人体的农药约 90% 是通过食物摄入的。食品中农药残留的主要来源有:

1.施用农药对农作物的直接污染　包括表面黏附污染和内吸性污染。

2.农作物从污染的环境中吸收农药　大量农药进入空气、水和土壤,成为环境污染物。农作物可长期从环境中吸收农药,尤其是从土壤和灌溉水中吸收农药。

3.通过食物链污染食品　如饲料污染农药而导致肉、奶、蛋的污染;含农药的工农业废水污染江河湖海进而污染水产品等。

4.其他来源的污染　①粮食使用熏蒸剂等对粮食造成的污染;②禽畜饲养场所及禽畜身上施用农药对动物性食品的污染;③粮食储存加工及运输销售过程中的污染,如混装、混放、容器及车船污染等;④事故性污染,如将拌过农药的种子误当粮食吃,误将农药加入或掺入食品中,施用时用错品种或剂量而致农药高残留等。

(二)农药污染的危害
农药对人体会产生急慢性中毒,导致中枢神经系统和肝的损害,同时具有三致作用以及神经毒性、生殖毒性的可能。多种农药可能产生协同作用,其毒性更大。

(三)控制食品中农药残留量的措施
1.实施农药登记制度,加强对农药生产和经营的管理;

2.安全合理使用农药;

3.制定和严格执行食品中农药残留限量标准;

4.制定适合我国的农药政策。

四、N-亚硝基化合物

(一)理化性状及其形成
N-亚硝基化合物是一类对动物有较强致癌作用的化学物质,包括N-亚硝胺和N-亚硝酰胺两大类。亚硝胺类化学性质较稳定,而亚硝酰胺类化学活性较强,易分解,但两者在紫外线作用下均可发生分解反应。

N-亚硝基化合物的最大特点是可以在体内及体外合成。食品中N-亚硝基化合物天然含量极微,但可由食物中广泛存在的前体(胺类、硝酸盐及亚硝酸盐)在适宜条件下生成,尤其是在 $pH<3$、硫氰酸盐(能催化N-亚硝基化)存在时的合成更快。

硝酸盐主要存在于菠菜、莴苣、油菜、芹菜、白菜及生菜等蔬菜中。这些蔬菜在室温下存放过久或在腌制过后,硝酸盐可被大量还原为亚硝酸盐,另外硝酸盐和亚硝酸盐常作为发色剂用于肉类食品的加工;胺类则主要存在于鱼、肉、酒及食物调料中。一般而言,食品中N-

亚硝基化合物含量以鱼类食品最高。肉类制品如用硝酸盐或亚硝酸盐做发色剂,可以检出亚硝基化合物;发酵食品,如啤酒、乳制品、蔬菜等都存在一定量的亚硝胺。

人体内主要合成 N-亚硝基化合物的部位是胃,此外唾液中及膀胱内(尤其是尿路感染时)也可能合成一定量的 N-亚硝基化合物。维生素 C、维生素 E 及酚类等能抑制体内亚硝胺的合成。

(二)致癌性

无论是一次大量给药或反复少量多次给药,N-亚硝基化合物均可诱发大鼠、小鼠、地鼠、猪、狗、猴、鸟类、鱼等动物的不同组织器官发生肿瘤,并以肝癌、食管癌、胃癌、肠癌较多见。N-亚硝基化合物还可通过胎盘对仔代产生致癌作用。

人群流行病学调查发现,人类的某些癌症(食管癌、肝癌、鼻咽癌及膀胱癌)可能与接触N-亚硝基化合物有关。如我国林县等地食管癌高发,其原因之一可能是当地居民喜食的腌菜中亚硝胺检出率和检出量均较高。

(三)预防措施

1.改进食品加工方法　防止食物霉变及其他微生物污染;尽量低温下贮存肉、鱼、贝、蔬菜;尽量少吃腌制和酸渍食品;控制食品加工中硝酸盐及亚硝酸盐的使用量,以减少亚硝基化前体的量,在加工工艺可行的情况下,尽量使用硝酸盐及亚硝酸盐的替代品。

2.提高维生素 C、维生素 E、酚类化合物的摄入量,以阻断体内 N-亚硝基化合物的形成。

3.严格执行食品中 N-亚硝基化合物限量标准,加强监督监测。

五、多环芳族化合物

多环芳族化合物是一类非常重要的环境污染物和化学致癌物,包括多环芳烃(PAH)与杂环胺(HCA)等。目前已鉴定的多环芳族化合物有 200 余种,其致癌力不等。

(一)多环芳烃

多环芳烃主要由各种有机物,如煤炭、汽油、木柴、焦油等不完全燃烧而产生。目前已知的多环芳烃类物质数百种,其中以苯并(a)芘[B(a)P]最为常见。

1.食品中苯并(a)芘来源　①植物性食物、水产品吸收环境中的苯并(a)芘;②烹调加工食品时,烘烤或熏制时直接受到污染或食品成分经高温热解或热聚而成;③食品加工中受机油、包装材料(不纯机油、油墨和含不纯石蜡的包装纸均含苯并(a)芘)等污染,在柏油马路上晒粮食使粮食受污染。

2.危害　动物实验证明,苯并(a)芘对多种动物的多种器官均能引发肿瘤,并可经胎盘使仔代发生肿瘤。

人群流行病学调查显示,一些地区(匈牙利西部、冰岛等)的胃癌高发与当地居民经常食用含苯并(a)芘较高的食物(如熏肉)有关。

3.预防措施

(1)防止污染,改进食品加工烹调方法　加强环境治理,减少环境 B(a)P 对食品的污染;改进熏烤食品生产工艺,避免用明火熏烤;用食用油代替机用润滑油、用纯净的油脂浸出剂及不在马路上晒粮食,减少加工过程的污染;用除去多环芳烃的石蜡纸包装食品,避免油墨未干时就包装食品,减少包装过程对食品的污染。

(2)去毒　用活性炭吸附或用日光、紫外线照射可降低 B(a)P 含量。

(3)制定并执行食品中多环芳烃限量标准,加强监督监测。

(二)杂环胺类化合物

1.杂环胺的生成　由食物中肌酸、肌酐、某些氨基酸和糖在高温环境下形成。因肉和鱼富含肌酸,在高温(200℃)烹调下可形成杂环胺。一般而言,炙烤、烧烤、油炸的鱼、肉产生的杂环胺较多。

2.杂环胺危害　Ames试验表明杂环胺具有较强的致突变性。长期喂饲杂环胺后对小鼠、大鼠和猴不同器官均有致癌性。大多数杂环胺致癌的主要靶器官为肝脏。

3.预防措施

(1)选择合理的烹调加工方法　注意烹调温度,不要烧焦食物,一般情况下,尽量避免油炸鱼与肉类。烘烤食物时,避免用明火直接烧烤鱼与肉类。炸肉前将生肉用微波炉短暂预热可大大降低油炸肉的致突变活性和杂环胺的含量。

(2)增加蔬菜、水果的摄入量　膳食纤维有吸附杂环胺化合物并降低其生物活性的作用;某些蔬菜、水果中的一些成分又有抑制杂环胺化合物致突变和致癌性作用。

(3)尽快制定食品中杂环胺类限量标准,加强监测。

六、食品添加剂

食品添加剂是指为改善食品品质和色、香、味,以及为防腐和加工工艺的需要,加入食品中的化学合成或者天然物质。在我国,营养强化剂也属于食品添加剂,营养强化剂是指"为增强营养成分而加入食品中的天然的或者人工合成的属于天然营养素范围的食品添加剂"。

(一)食品添加剂的分类

食品添加剂依其来源可分为天然食品添加剂和人工合成食品添加剂两大类。前者主要由动、植物提取制得,也有一些来自微生物的代谢产物或矿物质;后者则是通过化学合成的方法获得。依功能对食品添加剂进行分类比较实用,目前我国允许使用并制定有国家标准的食品添加剂有:抗氧化剂、漂白剂、着色剂、护色剂、防腐剂、甜味剂、营养强化剂等21类,另有食用香料、加工助剂。

(二)毒性

食品添加剂不是食品,而是为食品生产加工的需要加入的食品以外的物质,其中有些物质存在一定的毒性。例如,防腐剂硼酸可引起消化道障碍、恶心、呕吐、腹痛、血压下降等;奶油黄有强致癌性;漂白剂中甲醛次硫酸钠可产生甲醛、亚硫酸等有毒物质,这些物质已严禁添加于食品中。有些化学合成添加剂,毒性虽不大,但长期摄入也可能对人体健康有损害,如各种人工合成色素、香精、甜味剂等,故必须依照《中华人民共和国食品安全法》对食品添加剂的生产、经营和使用进行严格的卫生监督管理。

(三)食品添加剂卫生管理

根据《中华人民共和国食品安全法》、《食品添加剂使用卫生标准》和《食品添加剂卫生管理办法》等,我国对食品添加剂的生产、经营和使用作了如下规定:

1.食品添加剂的生产、经营实行许可证管理制度。

2.允许生产、经营和使用的食品添加剂必须是《食品添加剂使用卫生标准》所列的品种。生产、经营或使用未列入该标准的品种,必须经全国食品添加剂标准化技术委员会审议通过后,报卫生部批准并列入由卫生部制定发布的《食品添加剂使用卫生标准》。

3.必须严格控制食品添加剂的使用范围和使用量,并实施登记制度。专供婴幼儿的主辅食品除按规定可以加入强化剂外,不得加入人工甜味剂、色素、香精等食品添加剂。如果需要扩大原定的使用范围,必须按规定的程序报卫生部批准。

4.任何食品生产经营者,不得以掩盖食品腐败变质或以掺假、伪造为目的而使用食品添加剂;不得经营和使用无卫生许可证、无产品检验合格证及污染变质的食品添加剂。

5.进口食品添加剂,必须符合我国《食品添加剂使用卫生标准》。不符合规定者,必须按有关卫生管理办法规定报卫生部批准。

第七节　食源性疾病及其预防

一、食源性疾病

世界卫生组织认为,凡是通过摄食进入人体的各种致病因子引起的,通常具有感染性的或中毒性的一类疾病,都称为食源性疾病,即指通过食物传播的方式和途径致使病原物质进入人体并引发的中毒或感染性疾病。主要包括:食物中毒、食源性肠道传染病、食源性寄生虫病、食源性变态反应性疾病、暴饮暴食引起的急性胃肠炎、酒精中毒等。

广义的食源性疾病,还应包括由营养不合理所造成的某些慢性疾病(肥胖、糖尿病、高血压、高血脂、心脑血管疾病、肿瘤等),食物中有毒有害物质引起的慢性中毒性疾病等。即凡是与摄食有关的疾病。

食源性疾病的预防主要从以下两方面进行:

1.加强食品卫生监督管理　各级行政部门应根据《中华人民共和国食品安全法》及有关法律法规,加强对食品生产经营企业的监督管理;食品生产企业应执行良好生产规范(GMP),对食品的生产、加工、制作、贮存、运输、销售等过程中可能出现的危害环节进行分析,建立 HACCP 管理体系;制定食品管理人员和加工人员培训方案,提高从业人员的食品安全知识,防止疾病传播。

2.进行广泛的食品卫生宣教,提高消费者自我保健意识,减少家庭传播食源性疾病的机会。

二、食物中毒的概念、特征、分类

(一)概念

食物中毒是指摄入了含有生物性、化学性有毒有害物质的食品,或把有毒有害物质当作食品摄入后所出现的非传染性(不属传染病)急性、亚急性疾病。

食物中毒是最常见的食源性疾病。它既不包括暴饮暴食引起的急性胃肠炎、食源性肠道传染病(如伤寒)和寄生虫病(如旋毛虫),也不包括长期少量多次摄入有毒有害物质所引起的以慢性毒害为主要特征的疾病(如致癌、致畸、致突变)。

(二)发病特点

1.潜伏期短,发病急剧,短时间内出现大批病人。

2.病人的临床表现相似,且多以急性胃肠道症状为主,如恶心、呕吐、腹痛、腹泻等。

3.发病与某种食物有关,病人有食用同一污染食物史,未食用者不发病,停止食用该食物后发病很快停止。

4.人与人之间无直接传染,发病曲线在突然上升之后呈骤降趋势,无传染病流行时的余波。

(三)分类

食物中毒按病原分为下面四类:

1.细菌性食物中毒 是指因摄入含有细菌或细菌毒素的食品引起的食物中毒,是食物中毒中最常见的一类,发病率高而病死率低,有明显季节性。常见的致病菌有:沙门菌、副溶血性弧菌、变形杆菌、金黄色葡萄球菌、致病性大肠杆菌、肉毒梭菌等。

2.真菌及其毒素中毒 食用被真菌及其毒素污染的食物而引起的食物中毒。病死率高,且发病的季节性和地区性明显。赤霉病麦食物中毒,多见于南方夏粮收获时的多雨季节;如霉变甘蔗食物中毒多见于北方春季。

3.有毒动植物食物中毒 指误食有毒动植物或摄入因加工、烹调不当未去除有毒成分的动植物而引起的中毒。如河豚鱼、有毒鱼贝类、毒蕈、木薯、四季豆、发芽马铃薯、鲜黄花菜等引起的食物中毒。

4.化学性食物中毒 指食用化学性有毒食品引起的食物中毒。发病的季节性、地区性均不明显,但发病率和病死率均较高。如砷、汞、铅等重金属、亚硝酸盐及农药等引起的食物中毒。

三、细菌性食物中毒

(一)沙门菌食物中毒

1.病原 沙门菌属为革兰阴性杆菌,目前至少 2500 个以上的血清型,引起食物中毒最常见的为鼠伤寒沙门菌、猪霍乱沙门菌、肠炎沙门菌等。该菌属在自然界中广泛存在,存活力较强;不耐热,55℃ 1h、60℃15～30min 或 100℃数分钟即可被杀死。

2.引起中毒的食品 多由动物性食品引起,特别是畜肉类及其制品,其次为禽肉、蛋类、奶类及其制品。由于沙门菌不分解蛋白质,故食品被污染后无感官性状的变化。

肉类食品中沙门菌主要来自两方面:一是生前感染,通常肉类动物的肠内大量带菌,当动物疲劳、衰弱时,肠道所带细菌可进入血液而致全身感染,使肌肉和内脏大量带菌;二是宰后污染,畜禽在宰杀后其肌肉、内脏接触含沙门菌的粪便、污水、容器而被污染。蛋类可因家禽带菌而被污染。带菌的牛羊所产的奶中常含有沙门菌。熟制品可因接触带菌的容器、烹调工具、生食或食品从业人员等被污染。

3.中毒机制 大多数沙门菌食物中毒是沙门菌活菌对肠黏膜的侵袭导致的感染型中毒。

4.临床表现 潜伏期一般为 4～48h,长者可达 72h。主要症状为恶心、呕吐、腹痛、腹泻。大便为黄绿色水样便,少数带有血或黏液。多数患者体温可达 38～40℃。病程 3～5d,大多数患者愈后良好。

除上述胃肠炎型,还可以表现为类霍乱型、类伤寒型、类感冒型、败血症型。

(二)副溶血性弧菌食物中毒

1.病原 副溶血性弧菌是一种革兰染色阴性的嗜盐性细菌,广泛存在于近岸海水和海产品中,在 30～37℃、含盐 3％～4％的培养基或食物中生长良好,无盐情况下不生长。该菌不耐热,56℃ 5min 或 90℃1min 可被杀灭;对醋敏感,含 1％醋酸的食醋处理 5min 即可将其杀灭。

2.引起中毒的食品　主要是海产食品,其中以墨鱼、带鱼、虾、蟹、贝、蜇最为多见;其次是盐渍食品,如咸菜、腌制的肉类食品等。在夏、秋季,沿海一带的海产品带菌率可高达 90％。生食或盐腌海产品是引起这类食物中毒的主要原因。

3.中毒机制　主要为大量副溶血性弧菌的活菌侵入肠道所致。该菌可产生溶血毒素,也能引起食物中毒,但不是主要类型。

4.临床表现　潜伏期 2～40h,多为 14～20h。主要症状为恶心、呕吐、上腹部阵发性绞痛,继而频繁腹泻。粪便一般为水样或糊状,也可出现洗肉水样便,但很少有里急后重。部分患者可发冷、发烧,重症者出现脱水、血压下降。病程 3～4d,愈后良好。

(三)葡萄球菌食物中毒

1.病原　葡萄球菌为革兰染色阳性兼性厌氧菌,广泛分布于空气、土壤、水、健康人的皮肤、鼻咽部和化脓性皮肤中,抵抗力强,在干燥的环境中可生存数月。葡萄球菌食物中毒是因摄入被葡萄球菌肠毒素污染的食物所引起。能产生肠毒素的葡萄球菌主要是金黄色葡萄球菌中的某些菌株。该菌在温度 30～37℃、pH6～7,水分较多,含蛋白质及淀粉丰富的环境中最易繁殖,并产生大量肠毒素。肠毒素耐热性强,破坏食品中的肠毒素需 100℃加热 2h。

2.引起中毒的食品　主要为奶与奶制品、剩米饭、油煎荷包蛋、糯米凉糕、肉制品等。国内报道以奶油蛋糕和冰淇淋最为常见。

3.中毒机制　肠毒素刺激迷走神经和交感神经,经腹腔丛到达呕吐中枢,引起呕吐。

4.临床表现　潜伏期 1～6h,多为 2～5h。主要症状为恶心、剧烈而频繁呕吐,呕吐物中常有胆汁,同时伴有腹痛、腹泻,体温一般正常。病程 1～2d,愈后良好。

(四)肉毒梭菌食物中毒

1.病原　肉毒梭菌为革兰染色阳性、厌氧、产孢子的杆菌,广泛分布于自然界中,污染食品后在缺氧条件下可产生外毒素即肉毒毒素。肉毒毒素是一种强烈的神经毒,毒性比氰化钾强 1 万倍。肉毒梭菌的芽胞对热抵抗力强,但肉毒毒素不耐热,在 80℃加热 30min 或 100℃加热 10～20min 均可完全破坏。

2.引起中毒的食品　引起肉毒梭菌中毒的食品,因饮食习惯和膳食组成的不同而有差别。我国以植物性食品为多见,如家庭自制的发酵食品(如豆酱、豆豉、臭豆腐、面酱等)及罐头食品等。美国多为家庭自制的蔬菜与水果罐头、水产品及肉、奶制品。

3.中毒机制　肉毒梭菌食物中毒由其产生的肉毒毒素所引起。主要作用于颅脑神经核、神经肌肉接点和植物神经末梢,抑制神经末梢释放乙酰胆碱,引起肌肉麻痹和神经功能不全。

4.临床表现　潜伏期数小时至数天,一般为 12～48h,短者 6h,长者 8～10d。早期表现为头晕、头痛、乏力、走路不稳等,以后逐渐出现视力模糊、眼睑下垂、瞳孔散大等神经麻痹症状。重症患者首先表现为对光反射迟钝,逐渐发展为语言不清、吞咽困难、声音嘶哑等,严重时出现呼吸困难,常因呼吸衰竭而死亡。在得不到抗毒素治疗的情况下,病死率高。近年来,国内广泛采用多价抗肉毒毒素血清治疗,病死率已降至 10％以下。病人经治疗可于 4～10d 后恢复,一般无后遗症。

(五)细菌性食物中毒的诊断和防治

1.诊断原则

(1)发病有明显的季节性,多见于夏秋季,肉毒毒素中毒则多见冬春季。

(2)共同的饮食史,往往为同时用餐者一起发病,发病范围局限在食用致病食物的人群。

(3)找到引起中毒的食品,并查明其具体原因。

(4)符合该食物中毒的临床特征。

(5)进行细菌、血清学和动物实验,并获得实验证据。

2.治疗原则

(1)迅速排除毒物 对潜伏期较短的患者可催吐、洗胃以促使毒物排出;对肉毒毒素中毒的早期病例可用清水或用1:4000高锰酸钾洗胃。

(2)对症治疗 治疗腹痛、腹泻,纠正酸中毒及补液,抢救循环及呼吸衰竭。

(3)特殊治疗 细菌性食物中毒者一般可用抗生素,但葡萄球菌肠毒素中毒者慎用。肉毒毒素中毒患者应尽早使用多价或单价抗毒血清。

3.预防措施

(1)防止食品污染 做好牲畜宰前和宰后检验,禁止病死禽畜肉流入市场。防止食品在加工、贮存、运输、销售等各个环节被污染,包括食品存放要生、熟分开;加工食品的用具及容器也应生、熟分开,并做好消毒工作;应定期对食品从业人员进行健康检查,凡患化脓性皮肤病、肠道传染病等患者及带菌者应及时调离工作岗位。

(2)控制细菌繁殖及外毒素形成 低温储存食品是控制细菌繁殖及产毒的重要措施。因此,在食品加工、运输及储藏时应配置冷藏设备,熟食应尽可能缩短储存时间。

(3)食用前彻底加热以杀灭病原体和破坏毒素 对沙门菌、副溶血性弧菌、变形杆菌等食物中毒而言,加热杀菌是防止该类食物中毒的有效措施。为彻底杀灭食品中的这些细菌与毒素,必须使食品深部达到一定温度,并持续一定时间,如肉类内部温度要达到80℃,并持续12min才能彻底杀灭其中的病原体。

四、常见非细菌性食物中毒

包括有毒动物、有毒植物、化学物质等引起的食物中毒。与细菌性食物中毒相比,非细菌性食物中毒一般潜伏期较短,消化道症状不如细菌性食物中毒明显,但神经系统症状较明显,病死率较高,愈后较差。

(一)河豚鱼中毒

河豚鱼是一种味道鲜美但含有剧毒的鱼类,我国主要产于沿海和长江下游地区。

1.毒性 河豚鱼的有毒成分为河豚毒素,是一种毒性极强神经毒素,微溶于水,酸性环境中较稳定,碱性环境中易破坏。对光和热等极为稳定,煮沸、盐腌、日晒均不能将其破坏。

河豚毒素几乎存在于鱼体的所有组织中,其中卵巢毒性最大,肝脏次之。故春季河豚鱼的产卵期,毒性最强,最易发生中毒。通常情况下,河豚鱼的肌肉大多不含毒素或仅含少量毒素。

2.中毒机制 河豚毒素可阻断神经肌肉的传导,使神经呈麻痹状态。初为感觉神经麻痹,继而运动神经麻痹,同时可引起外周血管扩张,使血压急剧下降,对呼吸中枢有特殊的抑制作用。

3.临床表现　潜伏期一般为 10min～3h,初期感觉手指、口唇和舌有刺痛,头痛,继而出现恶心、呕吐、腹痛、腹泻等胃肠道症状。然后感觉神经麻痹,口唇、舌、指尖知觉麻痹,继而运动神经麻痹,四肢肌肉无力至全身麻痹瘫痪。严重者呼吸困难、血压下降、昏迷,最后多死于呼吸、循环衰竭,致死时间最快在食后 1.5h。

4.防治措施　目前尚无特效解毒药,一旦发生河豚鱼中毒,必须迅速进行抢救,以催吐、洗胃和导泻为主,配合对症治疗。

国家相关部门应加强水产品管理,严防河豚鱼流入市场,同时应加强宣传以防误食。

(二)毒蕈中毒

蕈即蘑菇,属真菌植物。可食用蕈种类繁多,毒蕈约有 80 余种,其中含剧毒的有 10 多种。常因误食而中毒,多散发在高温多雨季节。

1.有毒成分及中毒类型　毒蕈的有毒成分十分复杂,一种毒蕈可以含有多种毒素,有时多种毒蕈同含一种毒素。因此,毒蕈中毒程度与毒蕈种类、进食量、加工方法及个体差异等有关。根据所含毒素及中毒的临床表现,可将毒蕈中毒分为以下四种类型:

(1)胃肠炎型　有毒成分可能为刺激胃肠道的类树脂物质。潜伏期为 0.5～6h,主要症状为恶心、剧烈呕吐、腹痛、腹泻。病程短,愈后良好。

(2)神经精神型　毒素为毒蝇碱、蜡子树酸、幻觉原等。潜伏期为 1～6h,主要表现为副交感神经兴奋症状,如大量出汗、流涎、流泪、瞳孔缩小、脉缓等,尚有部分胃肠道症状。重患者出现谵妄、精神错乱、幻觉、呼吸抑制等。

(3)溶血型　毒素为鹿花素、毒伞十肽。潜伏期多为 6～12h,红细胞大量破坏,引起急性溶血。除胃肠道症状外,可出现黄疸、血尿、肝脾肿大等。病程一般 2～6d,死亡率低。

(4)肝肾损伤型　毒素为毒肽类及毒伞肽类,毒性较强,属原浆毒。潜伏期约 10～24h,先出现胃肠炎症状,为胃肠炎期。多在 1～2d 后转假愈期,此期无明显临床症状,仅有乏力、食欲减退等,而实际上毒肽已进入内脏,肝损害已开始,轻病例肝损害不严重,由此进入恢复期。严重病例在发病后 2～3d 出现肝、肾、脑、心等实质性脏器损害,以肝损害最严重,肝肿大、黄疸,严重者肝坏死,甚至肝昏迷,损害肾脏可发生少尿、无尿或血尿,严重时可出现尿毒症。此型症状最严重,病死率高。

2.防治措施　治疗应及时采取催吐、洗胃、导泻、灌肠等,以清除肠内毒素;并大量输液以排除毒素;另外对各型毒蕈中毒还应根据不同症状和毒素进行特殊治疗,如神经精神型可用阿托品,溶血型用肾上腺皮质激素,脏器损害型用巯基解毒药(二巯基丁二酸钠或二巯基丙磺酸钠)解毒,并用保肝疗法及其他对症措施。

加强宣传教育,提高群众对毒蕈的识别能力,防止误采误食是预防毒蕈中毒最根本的办法。

(三)亚硝酸盐中毒

亚硝酸盐食物中毒是由于误将亚硝酸盐当作食盐,或摄入含有大量亚硝酸盐的食物而引起。不新鲜的蔬菜(如小白菜、韭菜、菠菜等)及腌制不够充分的蔬菜,放置过久的剩菜和苦井水,加入过量硝酸盐和亚硝酸盐的肉类食品均可含有大量亚硝酸盐。

1.中毒机制　亚硝酸盐进入机体后,使血红蛋白氧化为高铁血红蛋白,从而失去携氧能力导致组织缺氧。

2.临床表现　潜伏期一般为 1～3h,短者十几分钟,发病快。主要症状为口唇、指甲及全身皮肤出现发绀,伴有头晕、头痛、乏力、恶心、呕吐、嗜睡、心率快、呼吸困难等。重者可有心率减慢、心律不齐、惊厥、昏迷等,常死于呼吸衰竭。

3.防治措施 对患者的处理应尽早催吐、洗胃和导泻。及时用特效解毒药小剂量美兰,因小剂量美兰可使高铁血红蛋白还原成低铁血红蛋白,从而恢复输氧功能。同时补充大剂量维生素 C 和葡萄糖,治疗效果更佳。

加强硝酸盐和亚硝酸的保管使用制度,防止污染食品和误食;硝酸盐和亚硝酸作为食品添加剂用于肉类食品时要严格按照国家卫生标准;不吃存放过久或腐败变质蔬菜;腌菜时所加盐的量应达 20% 以上,并腌制 20d 以上再食用。

五、食物中毒调查处理

(一)调查

为及时掌握食物中毒发生情况,确定中毒的性质和发生的原因,以便采取合理的治疗和预防控制措施,并从中吸取经验教训防止中毒事件再次发生,卫生行政部门应迅速组织有关人员进行流行病学调查。具体内容和步骤如下:①了解中毒发生的时间与经过、中毒人数及严重程度,初步确定是否为食物中毒,封存可疑食物。②查明患者的发病时间和主要临床表现,积极抢救治疗患者。③详细询问调查患者发病前 72h 的饮食史,筛出全部患者吃过而健康者未吃过的食物,确定为可疑中毒食品。④对可疑中毒食物的加工史进行追溯调查,以确定造成本次食物中毒的原因。⑤对可疑中毒食品的剩余部分或加工盛装容器、患者的吐泻物等进行采样送检,以明确食物中毒诊断。采样时应防止污染和变质。

(二)食物中毒处理

1.初步判定为食物中毒,应立即向当地卫生行政部门报告中毒时间、地点、人数、发病经过和主要临床表现;波及范围和发展趋势;已经采取的措施和需要解决的问题。

2.立即封存可疑中毒食物,封存的食物未经卫生行政部门的许可不得解封。已明确的中毒食物必须进行无害化处理。

3.卫生行政部门在追究引起中毒当事人的责任之外,应重视卫生宣传与指导工作,并提出具体改进意见。

第四章　职业环境与健康

　　劳动创造财富,劳动是人类生存的基本条件之一。人们劳动时所处的职业环境直接影响劳动者的健康,良好的职业环境有利于人体健康,而不良的职业环境可损害劳动者的健康,降低劳动者的劳动能力。

　　职业卫生以职业人群和职业环境为对象,其主要任务是识别、评价、预测和控制不良劳动条件对职业人群健康的影响,旨在创造安全、卫生和高效的作业环境,提高职业生命质量(quality of working life),保护劳动者的健康,促进国民经济可持续发展。职业卫生的首要任务是防止不良劳动条件对劳动者健康的损害;其次,是对职业性病损的受罹者进行早期检测、诊断和处理,促使其尽早康复。

　　职业环境是临床医学各科都必须关注的,所有医生都应考虑职业因素对健康的影响。目前临床学科所设立的职业病科着重于对尘肺和职业中毒的防治,而其他职业损害如工业外伤、皮炎、噪声性耳聋以及工作有关疾病等,则列入内、外、皮肤、耳鼻咽喉等科的工作范围。

第一节　职业有害因素与职业性损害

一、职业性有害因素

　　生产工艺过程、劳动过程和工作环境中产生和(或)存在的,对职业人群的健康、安全和作业能力可能造成不良影响的一切要素或条件,统称为职业性有害因素(occupational hazards)。按其来源可分三大类。

(一)生产工艺过程中的有害因素

　　生产工艺过程是指由原材料加工到成品的整个工艺过程,生产工艺过程中的有害因素按其性质可分为以下三类:

　　1.化学性有害因素

　　(1)生产性毒物　如金属与类金属、有机溶剂、刺激性气体、窒息性气体和农药等。

　　(2)生产性粉尘　如矽尘、石棉尘、煤尘和有机粉尘等。

　　2.物理性有害因素　包括高温、高湿、低温、高低气压等异常气象条件;噪声、振动;非电离辐射,如可见光、紫外线、红外线、射频辐射、激光等;电离辐射,如 X 射线、γ 射线等。

　　3.生物性有害因素　如炭疽杆菌、布氏杆菌、森林脑炎病毒、真菌、寄生虫及某些植物花粉等。

(二)劳动过程中的有害因素

劳动过程指劳动者为完成某项工作而进行的操作的总和。其有害因素包括：不合理的劳动组织和作息制度、劳动强度过大或生产定额不当、职业心理紧张、个别器官或系统紧张、长时间处于不良体位、姿势或使用不合理的工具等。

(三)工作环境中的有害因素

工作环境指劳动者劳动时所处的作业场所环境。主要有害因素包括自然环境因素(如太阳辐射)、厂房建筑或布局不符合职业卫生标准(如通风不良、采光照明不足、有毒无毒工段同在一个车间)和作业环境空气污染等。

在实际工作场所，往往同时存在多种有害因素，对职业人群的健康可能产生联合影响。且职业性有害因素的种类和接触强度(剂量)随科学技术、社会经济的发展和生产工艺技术的更新而改变。目前，来自生产工艺过程的有害因素大多可被有效控制，作业环境大大改善，而劳动过程中存在的有害因素，如工效学问题、生物节律问题、职业心理紧张等将逐渐成为我国职业卫生工作的重要内容。但是目前威胁我国职业人群健康的职业性有害因素仍以生产性粉尘(矽尘、石棉尘等)、化学性毒物(铅、苯及其他有机溶剂等)和某些物理因素(噪声、放射性物质等)为主。

二、职业性损害

由于职业有害因素预防工作的疏忽及技术局限性，劳动者健康常受到损害。职业性有害因素对劳动者健康产生的不良影响称职业性损害，包括工伤、职业病和工作有关疾病三大类。

(一)工伤

工伤又称职业性外伤，属于工作中的意外事故，较难预测。其发生常与劳动组织、机器构造和防护是否完善有关，还与工人是否遵守操作规程、个人心理状态、生活方式等因素有关。

(二)职业病

1.职业病与法定职业病的概念和种类

当职业性有害因素作用于人体的强度与时间超过一定限度时，人体不能代偿其所造成的功能性或器质性病理改变，从而出现相应的临床征象，影响劳动能力，这类疾病通称职业病。

法定职业病是立法意义上所称的职业病，即政府在一定范围和一定数量内所规定的职业病，并以职业病名单的形式正式颁布。各个国家根据自己社会经济、技术发展水平而认可一部分职业病，并予以赔偿。

我国卫生部、劳动保障部于 2002 年新颁布的《职业病名单》(02 卫法监发 108 号)分 10 类共 115 种，包括：①尘肺 13 种；②职业性放射性疾病 11 种；③职业中毒 56 种；④物理因素职业病 5 种；⑤职业性传染病 3 种；⑥职业性皮肤病 8 种；⑦职业性眼病 3 种；⑧职业性耳鼻喉疾病 3 种；⑨职业性肿瘤 8 种；⑩其他职业病 5 种，其中包括化学灼伤等工伤事故。为正确诊断，已制订了国家《职业病诊断标准》并公布实施。

2.职业病的特点

(1)病因明确　病因即职业性有害因素，在控制和消除病因后可有效控制或消除发病；

(2)存在剂量-反应关系　病因大多可以定量检测,接触职业有害因素的水平和发病率及病损程度有接触水平(剂量)-反应(效应)关系;

(3)群发性　接触同一职业有害因素的人群有一定发病率,很少只出现个别病例;

(4)可预防性　大多数职业病如能控制或消除病因,或早期发现、诊断、处理,预后较好;

(5)疗效不满意　大部分职业病目前尚无特效治疗,只能对症综合处理,故发现愈晚,疗效愈差。除职业性传染病外,治疗个体无助于控制人群发病。

3.职业病的诊断　职业病的诊断是一项具有很强政策性和科学性的工作。正确的诊断关系到职工的健康和国家劳动保护政策的贯彻执行。职业病的诊断必须根据国家颁布的《职业病诊断与鉴定管理办法》,由卫生行政部门批准的承担职业病诊断的医疗卫生机构组织3名以上取得职业病诊断资格的职业病医师根据职业病诊断标准,综合分析,做出集体诊断。其诊断应综合分析职业史、现场职业卫生调查、相应的临床表现和必要的实验室检测等资料。

4.职业病的报告和处理　用人单位和医疗卫生机构发现职业病病人或疑似职业病病人时,应根据《中华人民共和国职业病防治法》的规定及时向安全生产监督管理部门、卫生行政部门和劳动保障行政部门报告。

职业病的处理包括两个方面,即对职业病患者的治疗和依法落实职业病所享有的待遇。

(三)工作有关疾病

工作有关疾病又称职业多发病,是指与工作有关的职业因素造成职业人群常见病的发病率增高、潜伏疾病发展或现患疾病的病情加重等。

三、职业性损害的三级预防原则

职业性损害应按预防医学的"三级预防"原则加以控制,以保护职业人群的健康。

第一级预防(primary prevention)又称病因预防,是从根本上杜绝职业有害因素对劳动者的危害,可采用改进生产工艺和生产设备,合理利用防护设施及个人防护用品,消除或减少工人接触职业有害因素的机会和程度。对人群中处于高危状态的个体,可依据职业禁忌证进行检查,凡有该职业禁忌证者,不应参加该工作。

第二级预防(secondary prevention)又称发病预防,是早期检测人体受到职业有害因素所致的损害。其主要手段是定期进行环境中职业有害因素的监测和对接触者定期进行有针对性的体格检查,以早期发现病损,及时诊断、治疗、处理。

第三级预防(tertiary prevention)是在发生职业性损害后,合理康复处理。其原则有:①对已受损害的接触者应调离原有工作岗位,并予以积极合理的治疗;②促进患者康复,预防并发症;③根据受损害者受到损害的原因,对职业环境进行改进。

第二节　生产性毒物与职业中毒

在一定条件下,较小剂量即可引起机体急性或慢性病理变化,甚至危及生命的化学物质称为毒物(poison)。生产过程中产生的或存在的毒物称为生产性毒物(productive toxicant)。劳动者在生产劳动过程中接触生产性毒物而引起的中毒称职业中毒

（occupational poisoning）。职业中毒的病例数在职业病中占有相当大的比例，是我国重点防治的职业病之一。

一、概述

（一）生产性毒物的来源与存在形态

生产性毒物可来源于原料、辅助原料、中间产品（中间体）、成品、副产品、夹杂物或废弃物；有时也可来自热分解产物及反应产物。

生产性毒物可以固态、液态、气态或气溶胶的形式存在于生产环境。

气态毒物指常温、常压下呈气态的物质，如氯气、氮氧化物、一氧化碳、硫化氢等刺激性和窒息性气体。固体升华、液体蒸发或挥发可形成蒸气，如碘等可经升华，苯可经蒸发而呈蒸气态。对液体加温、搅拌、通气、超声处理、喷雾或增大其体表面积均可促进蒸发或挥发。

能较长时间悬浮在空气中，粒子直径为 $0.1\sim10\mu m$ 的固体微粒则称为粉尘。固体物质的机械碾压、粉碎，粉状物质的混合、筛分、包装均可引起粉尘飞扬。悬浮于空气中直径小于 $0.1\mu m$ 的固体微粒，称为烟。金属熔融时产生的蒸气在空气中迅速冷凝、氧化可形成烟，如熔炼铅、铜时可产生铅烟、铜烟；有机物加热或燃烧时，也可形成烟。悬浮于空气中的液体微粒，称为雾。蒸气冷凝或液体喷洒可形成雾，如镀铬作业时可产生铬酸雾，喷漆作业时可产生漆雾等。漂浮在空气中的粉尘、烟和雾，统称为气溶胶（aerosol）。

（二）生产性毒物的接触机会

在生产劳动过程中有许多操作或生产环节可接触到毒物，例如原料的开采与提炼、材料的搬运与贮藏、加料与出料、成品处理与包装、辅助操作及产品的使用等。

（三）生产性毒物进入人体的途径

1.呼吸道　因肺泡呼吸膜极薄，扩散面积大（$50\sim100m^2$），供血丰富，呈气态、蒸气态和气溶胶状态的毒物均可经呼吸道迅速进入人体，呼吸道是生产性毒物进入人体的最重要的途径。经呼吸道吸收的毒物不经肝脏的生物转化解毒，直接进入大循环并分布全身，故其毒作用发生较快。

2.皮肤　部分生产性毒物，如苯胺、三硝基甲苯等氨基和硝基化合物、有机磷酸酯类化合物等可通过完整皮肤吸收入血而引起中毒。这些毒物可通过表皮细胞，也可通过皮肤的附属器，如毛囊、皮脂腺或汗腺进入真皮而被吸收入血；但皮肤附属器仅占皮肤表面积的 $0.1\%\sim0.2\%$，只能吸收少量毒物，故实际意义并不大。经皮肤吸收的毒物也不经肝脏的生物转化解毒过程即直接进入大循环。

3.消化道　毒物可经消化道吸收，但在生产过程中，生产性毒物经消化道摄入甚为少见。个别由于个人卫生不良或食物受毒物污染时，毒物可经消化道进入体内。有的毒物如氰化物可被口腔黏膜直接吸收。

（四）毒物在体内的过程

1.分布　毒物被吸收后，随血液循环分布到全身。毒物在体内分布的情况主要取决于其进入细胞的能力及与组织的结合力。大多数毒物在体内的分布呈不均匀分布，相对集中于某些组织器官。最初，常分布于血流量较大的组织器官，随后则逐渐转移至亲和力较好的部位。

2.生物转化　进入机体的毒物，有的直接作用于靶部位产生毒效应，并可以原形排出。

但大多数毒物需经生物转化(biotransfomation),即在体内代谢酶的作用下,化学结构发生改变,形成其衍生物以及分解产物,此过程亦称代谢转化。

毒物在体内的生物转化主要包括氧化、还原、水解和结合(或合成)四类反应。毒物经生物转化后,大多数毒物可消除或降低其毒性。但是,也有不少毒物经生物转化后其毒性反而增强,或由无毒而成为有毒。许多致癌物如芳香胺、苯并(a)芘等均是经代谢转化而被活化。

3.排出 毒物可以原形或其代谢物的形式从体内排出。排出的速度对其毒效应有较大影响,排出缓慢的,其毒效应相对较大。

(1)肾脏 是排泄毒物及其代谢物极为有效的器官,也是最重要的排泄途径。许多毒物均经肾排出,其排出速度,受肾小球滤过率、肾小管分泌及重吸收作用的影响,此外还取决于被排出物本身的分子量、脂溶性、极性和离子化程度。

(2)呼吸道 气态毒物可以其原形经呼吸道排出,例如乙醚、苯蒸气等。排出的方式为被动扩散,排出的速度主要取决于肺泡呼吸膜内外有毒气体的分压差;通气量也影响其排出速度。

(3)消化道 肝脏也是毒物排泄的重要器官,尤其对经胃肠道吸收的毒物更为重要。肝脏是许多毒物的生物转化部位,其代谢产物可直接排入胆汁随粪便排出。有些毒物排入肠道后可被肠腔壁再吸收,形成肠肝循环。

(4)其他途径 如汞可经唾液腺排出;铅、锰、苯等可经乳腺排入乳汁;有的还可通过胎盘屏障进入胎儿,如铅等。头发和指甲虽不是排出器官,但有的毒物可富集于此,如铅、砷等。

毒物在排出过程中可损害排出器官和组织,如镉可引起肾近曲小管损害,汞可产生口腔炎。

4.蓄积 进入机体的毒物或其代谢产物在接触间隔期内,不能完全排出而逐渐蓄积于体内的现象称为毒物的蓄积(accumulation)。毒物的蓄积作用是引起慢性中毒的物质基础。

毒物进入体内后,如解毒和排毒速度慢于吸收的速度,则毒物或其代谢产物会在体内逐渐增加,称物质蓄积。而有些毒物因代谢迅速,停止接触后体内的含量很快降低,难以检出,但反复接触会导致损伤蓄积,仍可引起慢性中毒,即所谓功能蓄积。

当毒物的蓄积部位非其毒作用靶器官时,蓄积部位称该毒物的"储存库"(storage depot),如铅蓄积于骨骼内。储存库内的毒物处于相对无活性状态,在一定程度上属保护机制,对毒性危害起缓冲作用。但在某些条件下,如感染、服用酸性药物等,体内平衡状态被打破时,库内的毒物可释放入血液,有可能诱发或加重毒性反应。

(五)职业中毒的临床类型

1.急性中毒(acute poisoning) 指毒物一次或短时间(几分钟至数小时)内大量进入人体而引起的中毒。如急性苯中毒、氯气中毒等。

2.慢性中毒(chronic poisoning) 指毒物少量长期进入人体而引起的中毒,如慢性铅中毒、锰中毒等。

3.亚急性中毒(subacute poisoning) 发病情况介于急性和慢性之间,称亚急性中毒,如亚急性铅中毒。但无截然分明的发病时间界限。

此外,脱离接触毒物一定时间后,才呈现中毒临床病变,称迟发性中毒(delayed poisoning),如锰中毒等。毒物或其代谢产物在体内超过正常范围,但无该毒物所致临床表现,呈亚临床状态,称毒物的吸收(poisons' absorption),如铅吸收。

(六)职业中毒的急救和治疗

职业中毒的治疗可分为病因治疗、对症治疗和支持疗法三类。病因治疗针对毒物致病的机制进行处理,尽可能消除或减少致病的物质基础。对症处理缓解毒物引起的主要症状,促进机体功能恢复。支持疗法可改善患者的全身状况,促进康复。

1.急性职业中毒

(1)现场急救 立即将患者移至上风向或空气新鲜的场所,注意保持呼吸道通畅。若患者衣服、皮肤被毒物污染,应立即脱去污染的衣物,并用清水彻底冲洗皮肤(冬天宜用温水)。如遇水可发生化学反应的物质,应先用干布抹去污染物,再用水冲洗,以防毒物继续经皮吸收。现场救治中,应注意对心、肺、脑、眼等重要脏器的保护。对重症患者,应严密注意其意识状态、瞳孔、呼吸、脉搏、血压的变化。若发现呼吸、循环障碍,则应及时对症处理。

(2)阻止毒物继续吸收 患者到达医院后,如发现现场紧急清洗不够彻底,则应进一步清洗。对气体或蒸气吸入中毒者,可给予吸氧。经口中毒者,应立即催吐、洗胃或导泻。

(3)解毒和排毒 对中毒患者应尽早使用解毒排毒药物,消除或减少致病的物质基础,解除或减轻毒物对机体的损害。必要时,可用透析疗法或换血疗法清除体内的毒物。常用的特效解毒剂如下:

①金属络合剂 主要有依地酸二钠钙($CaNa_2EDTA$)、二巯基丙醇(BAL)、二巯基丁二酸钠(NaDMS)、二巯基丁二酸等,可用于治疗铅、汞、砷、锰等金属和类金属中毒。

②高铁血红蛋白还原剂 常用的有美蓝(亚甲蓝),可用于治疗急性苯胺、硝基苯类高铁血红蛋白形成剂中毒。

③氰化物中毒解毒剂 如亚硝酸钠-硫代硫酸钠疗法,主要用于救治氰化物、丙烯腈等含"CN^-"的化学物急性中毒。

④有机磷农药中毒解毒剂 主要有氯磷定、解磷定、阿托品等。

(4)对症治疗 由于针对病因的特效解毒剂的种类有限,因而对症治疗在职业中毒的治疗中极为重要,主要目的在于保护体内重要器官的功能,缓解病痛,促使患者早日康复;有时可挽救患者的生命。

2.慢性职业中毒 慢性中毒应及早诊断和处理。中毒患者应脱离毒物接触,及早使用有关的特效解毒剂,并应针对慢性中毒的常见症状进行及时合理的对症治疗,注意适当的营养和休息,促进患者的康复。慢性中毒经治疗后,应对患者进行劳动能力鉴定,并安排合适的工作或休息。

(七)生产性毒物危害的控制原则

为了保证作业场所安全使用有毒物品,预防、控制和消除职业中毒危害,保护劳动者生命安全、身体健康及其相关权益,中华人民共和国国务院 2002 年依据《职业病防治法》,颁布了《使用有毒物品作业场所劳动保护条例》,为生产性毒物的控制和职业中毒的预防提供了具体的法律保障。

职业中毒的病因是职业环境中的生产性毒物,故预防职业中毒必须采取综合治理措施,从根本上消除、控制或尽可能减少毒物对职工的侵害。应遵循"三级预防"原则,推行"清洁生产",重点做好"前期预防"。具体控制措施可概括为以下几个方面:

1.根除毒物 从生产工艺流程中消除有毒物质,用无毒或低毒原料代替有毒或高毒原料。

2．降低毒物浓度　减少人体接触毒物水平，以保证接触者不产生明显健康危害是预防职业中毒的关键。其中心环节是将职业环境中的毒物浓度控制在最高容许浓度以下。

（1）技术革新　应用先进的技术和工艺，尽可能采取遥控或程序控制，最大限度地减少操作者接触毒物机会。

（2）通风排毒　当有毒物逸散入作业环境空气中时，应采用局部通风排毒系统，将毒物排出。其中最常用的为局部抽出式通风。为了充分发挥其通风排毒效果，应同时做好毒物发生源的密闭和含毒空气的净化处理。

3．工艺、建筑布局　生产工序的布局不仅要满足生产上的需要，而且应符合职业卫生要求。

4．个体防护　个体防护用品包括呼吸防护器、防护帽、防护眼镜、防护面罩、防护服和皮肤防护用品等。选择个人防护用品应注意其防护特性和效能，并对使用者进行培训，平时经常维护，才能较好发挥效用。

在有毒物质作业场所，还应设置必要的卫生设施，如盥洗设备、淋浴室、更衣室和个人专用衣箱。对能经皮吸收或局部作用危害大的毒物还应配备皮肤和眼睛的冲洗设施。

5．职业卫生服务　职业卫生人员应对作业场所空气中毒物浓度进行定期或不定期的监测和监督；对接触有害物质的人群实施健康监护，认真做好上岗前和定期健康检查，排除职业禁忌，发现早期的健康损害，并及时采取有效的预防措施。

6．职业卫生管理　用人单位应依法向安全生产监督管理部门及时、如实申报存在的职业中毒危害项目；从事使用高毒物品作业的用人单位还应提交"职业中毒危害控制效果评价报告"和"职业中毒事故急救援预案"等资料。应做好管理部门和作业者职业卫生知识的宣传教育，使有毒作业人员充分享有职业中毒危害的"知情权"，企业及安全卫生管理者尽到"危害告知"义务，共同参与职业中毒危害的控制和预防。

二、铅

【理化特性】

铅（lead，Pb）是一种质地较软、具有易锻性的蓝灰色金属。原子量 207.20，相对密度 11.3，熔点 327℃，沸点 1620℃。加热至 400～500℃时，即有大量铅蒸气逸出，在空气中氧化成氧化亚铅（Pb_2O），并凝集为铅烟。随着熔铅温度的升高，还可逐步生成氧化铅（密陀僧，PbO）、三氧化二铅（黄丹，Pb_2O_3）、四氧化三铅（红丹，Pb_3O_4），所有铅氧化物都以粉末状态存在，并易溶于酸。

【接触机会】

1．铅矿开采及冶炼　铅矿的开采主要为方铅矿（硫化铅）、碳酸铅矿（白铅矿）及硫酸铅矿。在铅冶炼时，混料、烧结、还原和精炼过程中均可接触。在冶炼锌、锡、锑等金属和制造铅合金时，亦存在铅危害。

2．熔铅作业　制造铅丝、铅皮、铅箱、铅管、铅槽、铅丸等，旧印刷业的铸版、铸字，制造电缆，焊接用的焊锡，废铅回收等。

3．铅化合物　铅氧化物常用于制造蓄电池、玻璃、搪瓷、景泰蓝、铅丹、铅白、油漆、颜料、釉料、防锈剂、橡胶硫化促进剂等。还可用于制药、化工工业，或用作塑料稳定剂、杀虫剂、除草剂等。

【毒理】

生产过程中，铅化合物呼吸道吸入是主要途径，其次是消化道。无机铅化合物不能通过完整皮肤，但四乙基铅可通过皮肤和黏膜吸收。铅经呼吸道吸收较为迅速，吸入的氧化铅烟约有 40% 吸收入血循环，其余由呼吸道排出。消化道摄入的铅化合物约有 5%～10% 通过胃肠道吸收。

进入血液的铅约 90% 与红细胞结合，其余在血浆中。血浆中的铅主要与血浆蛋白结合，少量形成磷酸氢铅。血循环中的铅早期主要迅速分布于肝、肾、脑、皮肤和骨骼肌中，数周后，由软组织转移到骨，并以难溶的磷酸铅形式沉积下来。人体内 90%～95% 的铅储存于骨内，比较稳定。铅在体内的代谢与钙相似，当缺钙或因感染、饮酒、外伤、服用酸性药物等改变体内酸碱平衡时，以及骨疾病（如骨质疏松、骨折），可导致骨内储存的磷酸铅转化为溶解度增大 100 倍的磷酸氢铅而进入血液，引起铅中毒症状发生。体内的铅排出缓慢，半减期估计为 5～10 年，主要通过肾脏排出，尿中排出量可代表铅吸收状况。少部分铅可随粪便、唾液、汗液、脱落的皮屑等排出。血铅可通过胎盘影响胎儿，乳汁内的铅也可影响婴儿。

铅中毒机制在某些方面尚有待研究。铅作用于全身各系统和器官，主要累及血液及造血系统、神经系统、消化系统、血管及肾脏。铅对红细胞，特别是骨髓中幼稚红细胞具有较强的作用，形成点彩细胞增加。

到目前为止，在铅中毒机制研究中，对铅所致卟啉代谢紊乱和影响血红素合成的研究最为深入，一般认为出现卟啉代谢紊乱是铅中毒重要和较早的变化之一。卟啉代谢和血红素合成是在一系列酶促作用下发生的。在这个过程中，目前比较清楚的是铅抑制 δ-氨基-γ-酮戊酸脱水酶（ALAD）和血红素合成酶。

【临床表现】

经口摄入大量铅化合物可致急性铅中毒，多表现为胃肠道症状，如恶心、呕吐、腹绞痛，少数出现中毒性脑病。工业生产中急性中毒已极罕见。职业性铅中毒基本上为慢性中毒，早期表现为乏力、关节肌肉酸痛、胃肠道症状等。随着接触的增加，病情进展可表现为以下几方面：

1.神经系统　主要表现为类神经征、外周神经炎，严重者出现中毒性脑病。铅对外周神经损害可呈运动型、感觉型或混合型，患者表现为四肢伸肌瘫痪，产生"腕下垂"（carpoptosis）或肢端感觉障碍。铅中毒性脑病（lead encephalopathy）在职业性中毒中已极为少见。

2.消化系统　表现为食欲不振、恶心、隐性腹痛、腹胀、腹泻或便秘。重者可出现腹绞痛，多为突然发作，部位常在脐周，发作时患者面色苍白、烦躁、冷汗、体位卷曲，一般止痛药不易缓解，发作可持续数分钟以上。检查腹部常平坦柔软，轻度压痛但无固定点，肠鸣减弱。

3.血液及造血系统　可有轻度贫血，多呈低色素正常细胞型贫血；卟啉代谢障碍，点彩红细胞、网织红细胞增多等。

4.其他　口腔卫生不好者，在齿龈与牙齿交界边缘上可出现由硫化铅颗粒沉淀形成的暗蓝色线，即铅线（leadline, blue line）。部分患者肾脏受到损害，表现为近曲小管损伤引起的 Fanconi 综合征，伴有氨基酸尿、糖尿和磷酸盐尿。少数较重患者可出现蛋白尿，尿中红细胞、管型及肾功能减退。此外，还可引起月经失调、流产等。

【诊断】

铅中毒诊断应密切结合职业史和生产现场调查情况进行,依据国家《职业性慢性铅中毒诊断标准》(GBZ37－2002)诊断,分级标准为:

1.铅吸收 有密切铅接触史,尚无铅中毒的临床表现,尿铅≥$0.39\mu mol/L$,血铅≥$2.40\mu mol/L$;或者诊断性驱铅试验后尿铅≥$1.44\mu mol/L$ 而＜$3.84\mu mol/L$ 者。

2.轻度中毒 常有轻度神经衰弱综合征,可伴有腹胀、便秘等症,尿铅或血铅量增高。同时具有下列表现之一者:①尿 ALA≥$23.8\mu mol/L$ 或 $35.7\mu mol/24h$;②尿粪卟啉半定量(＋＋);③ FEP＞$2.34\mu mol/L$ 或 ZPP＞$2.07\mu mol/L$。经诊断性驱铅试验,尿铅≥$3.84\mu mol/L$ 或 $4.80\mu mol/24h$ 者。

3.中度中毒 在轻度中毒的基础上,具有下列一项表现者:①腹绞痛;②贫血;③中毒性周围神经炎。

4.重度中毒 具有下列一项表现者:①铅麻痹;②铅脑病。

【治疗】

治疗方法包括:①驱铅疗法:主要用依地酸二钠钙($CaNa_2$-EDTA)及二巯基丁二酸钠等金属络合剂驱铅。②对症疗法:根据病情给予支持疗法,如有类神经征者给予镇静剂,腹绞痛发作可静脉注射葡萄糖酸钙或皮下注射阿托品。

【预防】

降低生产环境中空气铅浓度,使之达到卫生标准是预防的关键,同时应加强个人防护。

1.降低铅浓度 ①加强工艺改革:使生产过程机械化、自动化、密闭化。②通风:如熔铅锅、铸字机、修版机等均可设置吸尘排气罩,抽出烟尘需净化后再排出。③控制熔铅温度,减少铅蒸气逸出。④以无毒或低毒物代替铅:如用锌钡白、钛钡白代替铅白制造油漆;用铁红代替铅丹制造防锈漆;用激光或电脑排版代替铅字排版等。国家职业接触限值规定车间空气中铅的最高容许浓度为:铅烟 $0.03mg/m^3$、铅尘 $0.05mg/m^3$。

2.加强个人防护和卫生操作制度 铅作业工人应穿工作服,戴滤过式防尘、防烟口罩。严禁在车间内吸烟、进食;饭前洗手;下班后淋浴。坚持车间内湿式清扫制度,定期监测空气中铅浓度和设备检修。定期对工人进行体检,有铅吸收的工人应早期进行驱铅治疗。妊娠及哺乳期女工应暂时调离铅作业。

职业禁忌证:贫血、神经系统器质性疾患、肝肾疾患、心血管器质性疾患。

三、苯

【理化特性】

苯(benzene),化学结构式 C_6H_6,在常温下为带特殊芳香味的无色液体,分子量78,沸点$80.1℃$,极易挥发,蒸气比重为2.77。燃点为$562.22℃$,爆炸极限为$1.4\%\sim8\%$,易着火。微溶于水,易溶于乙醇、氯仿、乙醚、汽油、丙酮、二硫化碳等有机溶剂。

【接触机会】

苯在工农业生产中使用广泛,如:①作为有机化学合成中常用的原料制造苯乙烯、苯酚、药物、农药、合成橡胶、塑料、洗涤剂、染料、炸药等;②作为溶剂、萃取剂和稀释剂,用于生药的浸渍、提取、重结晶,以及油墨、树脂、人造革、黏胶和油漆等的制造;③苯的制造,如焦炉气、煤焦油的分馏、石油的裂化重整与乙炔合成苯;④用作燃料,如工业汽油中苯的含量可高达 10% 以上。

【毒理】

1.吸收、分布和代谢 苯在生产环境中以苯蒸气形式由呼吸道进入人体,经皮肤吸收量很少,虽经消化道吸收完全,但实际意义不大。苯进入体内后,主要分布在含类脂质较多的组织和器官中。进入体内的苯,约有 50% 以原形由呼吸道排出,约 10% 以原形贮存于体内各组织,40% 左右在肝脏代谢。代谢产生的酚类代谢物与硫酸盐或葡萄糖醛酸结合随尿排出。

2.毒作用机制 苯代谢产物被转运到骨髓或其他器官,表现出骨髓毒性和致白血病作用。迄今,苯的毒作用机制仍未完全阐明。

【临床表现】

1.急性中毒 急性苯中毒主要表现为中枢神经系统的麻醉作用。轻者出现兴奋、欣快感、步态不稳,以及头晕、头痛、恶心、呕吐、轻度意识模糊等。重者神志模糊加重,由浅昏迷进入深昏迷状态或出现抽搐。严重者导致呼吸、心跳停止,有尿酚和血苯增高。

2.慢性中毒 长期接触低浓度苯可引起慢性中毒,其主要临床表现如下:

(1)神经系统 多数患者表现为头痛、头晕、失眠、记忆力减退等类神经症,有的伴有植物神经系统功能紊乱,如心动过速或过缓,皮肤划痕反应阳性,个别病例有肢端麻木和痛觉减退表现。

(2)造血系统 慢性苯中毒主要损害造血系统。有近 5% 的轻度中毒者无自觉症状,但血象检查发现异常。重度中毒者常因感染而发热,齿龈、鼻腔、黏膜与皮下常见出血,眼底检查可见视网膜出血。最早和最常见的血象异常表现是持续性白细胞计数减少,主要是中性粒细胞减少,白细胞分类中淋巴细胞相对值可增加到 40% 左右。血液涂片可见白细胞有较多的毒性颗粒、空泡、破碎细胞等。

慢性苯中毒的骨髓象主要表现为:①不同程度的生成降低,前期细胞明显减少;轻者限于粒细胞系列,较重者涉及巨核细胞,重者三个系列都减低,骨髓有核细胞计数明显减少,呈再生障碍性贫血表现;②形态异常,粒细胞见到毒性颗粒、空泡、核质疏松、核浆发育不平衡、中性粒细胞分叶过多、破碎细胞较多等;红细胞有嗜碱性颗粒、嗜碱红细胞、核浆疏松、核浆发育不平衡等;巨核细胞减少或消失,成堆血小板稀少;③分叶中性粒细胞由正常的 10% 增加到 20%～30%。此外,约有 15% 的中毒患者,一次骨髓检查呈不同程度的局灶性增生活跃。

苯可引起各种类型的白血病,苯与急性髓性白血病的发生密切相关。国际癌症研究中心(IARC)已确认苯为人类致癌物。

(3)其他 经常接触苯可导致皮肤脱脂、干燥、脱屑乃至皲裂,有的出现过敏性湿疹、脱脂性皮炎。苯还损害生殖系统,出现女工月经血量增多、经期延长,自然流产胎儿畸形率增高;苯对免疫系统也有影响,接触苯工人血 IgG、IgA 明显降低,而 IgM 增高。此外,职业性苯接触工人染色体畸变率明显增高。

【诊断】

根据职业史、生产现场调查、临床表现和实验室检查等进行综合分析诊断。根据我国《职业性苯中毒诊断标准》(GB268－2002),分为:

1.观察对象 常有头晕、头疼、乏力、失眠、记忆力减退等神经衰弱症候群的表现,白细胞计数波动于$(4\sim5)\times10^9/L$。

2.急性中毒

(1)轻度中毒　头晕、头痛、恶心、呕吐、步履蹒跚等酒醉样状态,可伴有黏膜刺激症状。呼气苯、尿酚、血苯测定值增高可作为苯接触指标。

(2)重度中毒　出现烦躁不安、意识模糊、昏迷、抽搐、血压下降,甚至呼吸和循环衰竭。呼气苯、血苯、尿酚测定值增高可作为苯的接触指标。

3.慢性中毒

(1)轻度中毒　在3个月内每1～2周复查1次,白细胞计数持续低于$4\times10^9/L$,或中性粒细胞数低于$2\times10^9/L$,常伴有头晕、头痛、乏力、失眠以及记忆力减退等症状。

(2)中度中毒　多有慢性轻度中毒症状,并伴有易感染和(或)出血倾向。符合下列条件之一者可诊断为慢性中度中毒:①白细胞计数低于$4\times10^9/L$或中性粒细胞计数低于$2\times10^9/L$,伴有血小板计数低于$60\times10^9/L$;②白细胞计数低于$3\times10^9/L$或中性粒细胞数低于$1.5\times10^9/L$。

(3)重度中毒　出现下列情况之一者:①全血细胞减少症;②再生障碍性贫血;③骨髓增生异常综合征;④白血病。

【处理原则】

1.急性中毒　应迅速将中毒患者移至空气新鲜处,立即脱去被苯污染的衣服,用肥皂水清洗被污染的皮肤,注意保暖。急性期应卧床休息。急救原则与内科相同,可用葡萄糖醛酸,忌用肾上腺素。

2.慢性中毒　无特效解毒药,治疗根据造血系统损害所致血液疾病对症处理。可用有助于造血功能恢复的药物,并给予对症治疗。再生障碍性贫血或白血病的治疗原则同内科。

3.观察对象　根据职业禁忌证,应调离苯作业岗位。

【预防】

由于苯是确定的人类致癌物,应予以严格管理,做到原始级预防。制造苯和苯用作化学合成原料均应控制在大型企业,避免苯外流到中小企业,限制作为溶剂和稀释剂的使用。此外,还应加强:

1.生产工艺改革和通风排毒　生产过程密闭化、自动化和程序化;安装高效的局部抽风排毒设备,定期维修,使空气中苯的浓度保持低于国家卫生标准($6mg/m^3$,TWA;$10mg/m^3$,PC-STEL)。

2.以无毒或低毒的物质取代苯　如在油漆及制鞋工业中,以汽油、甲苯、二甲苯等作为稀薄剂或黏胶剂;以乙醇等作为有机溶剂或萃取剂。

3.卫生保健措施　对苯作业现场进行定期劳动卫生学调查,监测空气中苯的浓度。作业工人应加强个人防护,如戴防苯口罩或使用送风式面罩。进行上岗前和定期体检。女工怀孕期及哺乳期必须调离苯作业,以免对胎儿产生不良影响。

职业禁忌证:血象指标低于或接近正常值下限者,各种血液病,严重的全身性皮肤病,月经过多或功能性子宫出血。

四、刺激性气体

刺激性气体是指对眼、呼吸道黏膜和皮肤有刺激作用,引起机体以急性炎症、肺水肿为主要病理改变的一类气态物质。常见的刺激性气体主要有氯、氨、氮氧化物、光气、氟化氢和二氧化硫等。

【毒理】

刺激性气体常以局部损害为主,但强烈的局部刺激也能引起全身反应。毒物的作用部位与其水溶性有关,病变的严重程度与毒物浓度与接触时间有关。水溶性高的气体主要表现为对眼和上呼吸道的刺激作用,如氯化氢、氨;水溶性中等的气体如氯、二氧化硫,在低浓度时只侵犯眼和上呼吸道,高浓度时则可侵犯全呼吸道;水溶性低的气体如二氧化氮、光气,对上呼吸道刺激较小,但可进入呼吸道深部,常引起中毒性肺水肿。

【毒作用表现】

1.急性刺激作用　出现眼和上呼吸道刺激性症状,有流涕、喷嚏、咽痛、咳嗽、咯痰、胸闷、流泪、畏光及结膜充血等。吸入较高浓度的刺激性气体可引起化学性气管炎、支气管炎或支气管周围炎、肺炎甚至喉痉挛或水肿。

2.中毒性肺水肿　肺水肿是刺激性气体所引起的最常见且严重的病变之一。肺水肿是吸入高浓度刺激性气体后所引起的以肺间质及肺泡腔液体过多聚集为特征的疾病,最终可导致急性呼吸衰竭。

肺水肿的发展过程可分为四期:①刺激期:临床症状同上呼吸道炎症。②潜伏期:刺激期后患者症状可减轻或消失,但潜在病变仍在发展,为"假象期"。潜伏期一般为 2～8h,少数可达 24h。③肺水肿期:潜伏期后症状逐渐或突然加重,表现为咳嗽、气短、两肺可闻干啰音,随着呼吸困难的加重,出现发绀、咯粉红色泡沫痰、呼吸加快、血压下降。胸部 X 线早期征象为肺门阴影和肺纹理模糊,并见肺下野水平性线状阴影。后胸部 X 线片呈现各种阴影,可呈蝴蝶状。肺水肿的临床征象一般持续 1～3d。④恢复期:如未发生严重并发症,经治疗后,在 1～2 周内可逐渐恢复,大多无后遗症。

3.急性呼吸窘迫综合征(acute repiratory distress syndrome, ARDS)　是由刺激性气体或创伤、休克等引起的以继发进行性呼吸窘迫、低氧血症为特征的急性呼吸衰竭,病死率高达 50%。

4.慢性影响　长期接触低浓度刺激性气体,可致慢性支气管炎、结膜炎、鼻炎、咽炎等,同时常伴有神经衰弱症候群和消化道症状。

【防治原则】

积极防治中毒性肺水肿和 ARDS 是抢救中毒的关键。现场处理应使患者迅速脱离现场到空气新鲜处,脱去污染衣服,静卧、保暖。污染部位迅速用大量清水或中和剂冲洗,并予以对症治疗。保持呼吸道通畅,可给予雾化疗法、支气管解痉剂等,必要时行气管切开术;早期、足量、短期应用肾上腺皮质激素,降低毛细血管通透性,改善和维持通气功能;对症、支持治疗,积极预防继发性感染、酸中毒等并发症。

刺激性气体中毒大部分因意外事故所致。因此严格执行安全操作规程,防止跑、冒、滴、漏和杜绝意外事故发生是预防工作的重点。一般可采用下列综合措施:

(1)卫生技术措施　采用耐腐蚀材料制造的管道;生产和使用刺激性气体的设备应加强密闭抽风;生产流程自动化;贮运过程应符合防爆、防火、防漏气的要求;做好废气的回收利用等。

(2)个人防护　应选用有针对性的耐腐蚀防护用品(工作服、手套、眼镜、胶鞋、口罩等)。

(3)卫生保健 做好工人上岗前和在职期间定期体格检查。易发生事故的场所,应配备必要的防毒面具、冲洗器及冲洗液等。

五、窒息性气体

窒息性气体是指进入人体后,可使氧的供给、摄取、运输和利用发生障碍,造成组织细胞得不到或不能利用氧,而导致组织细胞缺氧窒息的有害气体。在工农业生产中常见的窒息性气体有一氧化碳、硫化氢、氰化氢和甲烷等。

【分类】

1.单纯窒息性气体 是指能引起组织供氧不足、发生窒息的无毒、微毒气体和惰性气体。其本身毒性很低或属惰性气体,但由于它们的存在可使空气中氧含量明显降低,使肺内氧分压下降,动脉血氧分压降低,导致机体缺氧、窒息。如氮、甲烷、二氧化碳等。

2.化学窒息性气体:能影响血液氧的携带输送或损害组织对氧利用的气体。按中毒机制不同又分两类:

(1)血液窒息性气体:阻碍血红蛋白与氧的结合,或妨碍血红蛋白向组织释放氧,影响血液对氧的运输能力,导致机体缺氧。如一氧化碳、苯胺等。

(2)细胞窒息性气体:抑制细胞内的呼吸酶,阻碍细胞对氧的利用,使机体发生细胞内"窒息"。如硫化氢、氰化氢等。

【毒作用表现】

1.缺氧表现 早期表现为剧烈的头痛、头昏、四肢无力、恶心、呕吐,呼吸心跳加快、血压升高。晚期出现短暂昏厥或不同程度的意识障碍,或深浅程度不同的昏迷;呼吸浅促、发绀、心动过速、心率不齐,最终出现心力衰竭、休克和呼吸衰竭。

2.脑水肿 表现为颅压升高、头疼、呕吐、血压升高、心率减慢、抽搐、昏迷等。

3.其他 急性 CO 中毒时,面颊部出现樱桃红色,色泽鲜艳而没有明显的青紫。急性氰化物中毒时可表现为无发绀性缺氧及末梢性呼吸困难,缺氧性心肌损害和肺水肿。

第三节 生产性粉尘与尘肺

生产性粉尘是指在生产过程中形成的,并能长时间漂浮在空气中的固体微粒。它是污染作业环境、损害劳动者健康的重要职业性有害因素,可引起包括尘肺在内的多种职业性肺部疾患。

一、概述

(一)生产性粉尘的来源与分类

1.来源 生产性粉尘的来源非常广泛。矿山开采、凿岩、爆破、运输、隧道开凿、筑路;冶金工业中的原材料准备、矿石粉碎、筛分、配料;机械制造工业中的原料破碎、配料、清砂;耐火材料、玻璃、水泥、陶瓷等工业的原料加工;皮毛、纺织工业的原料处理;化学工业中固体原料加工处理,包装物品等生产过程,甚至宝石首饰加工均可产生大量粉尘,污染生产环境。

2.分类 生产性粉尘按粉尘的性质可分为三大类:

(1)无机粉尘(inorganic dust) 包括矿物性粉尘,如石英、石棉、滑石、煤等;金属性粉尘,如铅、锰、铁、锡、锌等及其化合物;人工无机粉尘,如金刚砂、水泥、玻璃纤维等。

(2)有机粉尘(organic dust) 包括动物性粉尘,如皮毛、丝、骨粉尘;植物性粉尘,如棉、麻、谷物、亚麻、甘蔗、木、茶粉尘;人工有机粉尘,如有机染料、农药、合成树脂、橡胶、人造有机纤维粉尘等。

(3)混合性粉尘(mixed dust) 在生产环境中,以单纯一种粉尘存在的较少见,大多数情况下为两种以上粉尘混合存在,称之为混合性粉尘。

(二)生产性粉尘的理化特性及其卫生学意义

粉尘的理化特性不同,对人体的危害性质和程度亦不同,其理化特性有重要卫生学意义。主要应考虑的粉尘理化特性有:

1.粉尘的化学成分、浓度和接触时间 作业场所空气中粉尘的化学成分和浓度是直接决定其对人体危害性质和严重程度的重要因素。同一粉尘,浓度越高、接触时间越长,对机体危害越严重。

2.粉尘的分散度 分散度是指物质被粉碎的程度,以粉尘粒径大小(μm)的数量或质量组成百分比来表示,前者称为粒子分散度,粒径较小的颗粒越多,分散度越高;后者称为质量分散度,粒径较小的颗粒占总质量百分比越大,质量分散度越高。

粉尘粒子分散度越高,其在空气中漂浮的时间越长,沉降速度越慢,被人体吸收的机会就越多;而且,分散度越高,表面积越大,越易参与理化反应,对人体危害越大。

不同直径的粉尘粒子在呼吸道的沉积部位不同,一般认为,颗粒直径小于 $15\mu m$ 的粒子可进入呼吸道,其中 $10\sim15\mu m$ 的粒子主要沉积在上呼吸道,因此把直径小于 $15\mu m$ 的尘粒称为可吸入性粉尘(inhalable dust);直径在 $5\mu m$ 以下的粒子可到达呼吸道深部和肺泡区,称之为可呼吸性粉尘(respirable dust)。

3.粉尘的硬度 坚硬并外形尖锐的尘粒可引起呼吸道黏膜机械性损伤。

4.粉尘的溶解度 无毒粉尘如在呼吸道溶解吸收,则不产生持续危害;如很难溶解(例如石英粉尘),则会在体内持续产生危害作用。

5.粉尘的荷电性 物质在粉碎过程和流动中相互摩擦或吸附空气中离子而带电。同性电荷相斥增强了空气中粒子的稳定程度,异性电荷相吸使尘粒撞击、聚集并沉降。一般来说,荷电尘粒在呼吸道内易被阻留。

6.粉尘的爆炸性 煤、面粉、糖、亚麻、硫磺、铝、锌等可氧化的粉尘,在适宜的浓度下(如煤尘 $35g/m^3$;面粉、铝、硫磺 $7g/m^3$;糖 $10.3g/m^3$),一旦遇到明火、电火花和放电时,会发生爆炸,导致重大人员伤亡和财产损失事故。

(三)生产性粉尘的体内过程

1.粉尘在呼吸道的沉积 粉尘被吸入呼吸道后,主要通过撞击(impaction)、重力沉积(gravitational sedimentation)、随机热动力冲击(又称布朗运动,Brownian diffusion)、静电沉积(electrostatic deposition)、截留(interception)而沉降。

2.人体对粉尘的防御和清除 对于吸入的粉尘,人体具备有效的防御和清除机制:

(1)呼吸道上皮黏液纤毛系统的排出作用 呼吸道上皮存在"黏液纤毛系统",由黏膜上皮细胞表面的纤毛和覆盖于上的黏液组成。在正常情况下,阻留在气道内的粉尘黏附在气道表面的黏液层上,纤毛向咽喉方向有规律地摆动,将黏液层中的粉尘移出。

(2)肺泡巨噬细胞的吞噬作用 进入肺泡的粉尘黏附在肺泡腔表面,被肺泡巨噬细胞吞噬,形成尘细胞。大部分尘细胞通过自身阿米巴样运动及肺泡的舒张转移至纤毛上皮表面,再通过纤毛运动而清除。绝大部分粉尘通过这种方式约在24h内被排除。

人体通过各种清除功能,可排除进入呼吸道的97%～99%的粉尘,约1%～3%的尘粒沉积在体内。但长期吸入粉尘可削弱上述各项清除功能,导致粉尘过量沉积,酿成肺组织病变,引起疾病。

(四)生产性粉尘对健康的影响

所有不溶或难溶的粉尘对身体都是有害的,生产性粉尘根据其理化特性和作用特点不同,可引起不同疾病。

1.呼吸系统疾病

(1)尘肺 尘肺(pneumoconiosis)是在生产过程中长期吸入生产性粉尘而发生的以肺组织纤维化为主的全身性疾病。尘肺是我国的职业病中对工人健康危害非常严重的一类疾病,病例约占职业病患者总人数的近1/2。

我国按病因将尘肺分为:

①矽肺(silicosis):由于长期吸入游离二氧化硅含量较高的粉尘引起。

②硅酸盐肺(silicatosis):由于长期吸入硅酸盐粉尘如石棉、滑石、云母等引起。

③炭尘肺(carbon pneumoconiosis):由于长期吸入煤、石墨、碳黑、活性炭等粉尘引起。

④混合性尘肺(mixed pneumoconiosis):由于长期吸入含游离二氧化硅粉尘和其他粉尘的混合性粉尘(如煤矽尘、铁矽尘等)引起。

⑤金属尘肺(metallic pneumoconiosis):由于长期吸入某些致纤维化的金属粉尘(如铁、铝尘等)引起。

(2)粉尘沉着症 有些生产性粉尘(如锡、钡、铁等)吸入后,沉积于肺组织中,呈现一般异物反应,可继发轻微的纤维性改变,对健康无明显危害,脱离粉尘作业后,病变无进展,X线胸片显示阴影可逐渐消退。

(3)有机粉尘引起的肺部病变 吸入棉、亚麻、大麻等粉尘可引起棉尘症(byssinosis);吸入被霉菌、细菌或血清蛋白污染的有机粉尘可引起职业性变态反应性肺泡炎(occupational allergic alveolitis);吸入聚氯乙烯、人造纤维粉尘可引起非特异性阻塞性肺病(chronic obstructive pulmonary disease)等。

(4)呼吸系统肿瘤 石棉、放射性矿物、镍、铬、砷等粉尘均可致肺部肿瘤。

(5)粉尘性支气管炎、肺炎、哮喘性鼻炎、支气管哮喘等。

2.局部作用 粉尘作用于呼吸道黏膜,可引起其功能亢进、黏膜下毛细血管扩张、充血,黏液腺分泌增加,阻留更多粉尘,久之酿成肥大性病变,然后由于黏膜上皮细胞营养不足,造成萎缩性病变,呼吸道抵御能力下降。体表长期接触粉尘还可导致堵塞性皮脂炎、粉刺、毛囊炎、脓皮病。金属磨料可引起角膜损伤、浑浊。

3.中毒作用 吸入铅、砷、锰等有毒粉尘可在呼吸道黏膜很快溶解吸收,导致中毒。

(五)生产性粉尘的控制

粉尘危害非常普遍,无论发达国家还是发展中国家都有,尤以发展中国家为甚,全世界大约近上亿劳动者接触粉尘危害。我国尘肺发病以煤炭行业最为严重,其次为冶金行业,之后依次是有色金属、建材、机械、轻工、铁道。

1.法律措施

(1)立法和执法　新中国成立以来,我国政府颁布了一系列旨在防止粉尘危害、保护工人健康的法令和条例。2002 年实施的《中华人民共和国职业病防治法》对从宏观到微观控制粉尘危害、防治尘肺提供了明确的法律依据。

(2)粉尘的职业接触限值　2002 年卫生部颁布的《工作场所有害因素职业接触限值》(GBE2-2002)规定的粉尘标准为 47 项,包括时间加权平均浓度(PC-TWA)和短时间接触容许浓度(PC-STEL)两项指标,其中 13 项又分为总尘和呼吸性粉尘浓度,石棉又分为总尘和纤维浓度。

2.技术措施　用工程技术措施消除或降低粉尘危害,是预防尘肺最根本的措施。

(1)改革工艺过程、革新生产设备　是消除粉尘危害的主要途径,采用遥控操纵、隔室监控等措施避免工人接触粉尘;风力运输、负压吸砂等措施减少粉尘外溢;用含石英低、危害较小的石灰石代替石英砂作为铸型材料。

(2)湿式作业　为一种相对经济又简单实用的防、降尘措施,如采用湿式碾磨石英、耐火原料,矿山湿式凿岩,井下运输喷雾洒水,煤层高压注水等,可在很大程度上防止粉尘飞扬,降低作业场所粉尘浓度。

(3)密闭抽风除尘　对不能采取湿式作业的场所,应采用密闭抽风除尘方法,如采用密闭尘源和局部抽风相结合,防止粉尘外溢。

3.卫生保健措施

(1)个人防护和个人卫生　在作业现场防、降尘措施难以使粉尘浓度降至国家卫生标准所要求的水平时,可佩带防尘护具作为辅助防护措施。效果较好的有防尘安全帽、送风头盔、送风口罩等,适用于粉尘浓度高的环境。在粉尘浓度低的环境可佩带防尘口罩。

经常进行体育锻炼,注意营养,增强个人体质,提高防病能力。此外,还应注意个人卫生,尤其杜绝将粉尘污染的工作服带回家。

(2)接尘工人健康监护　对从事粉尘作业工人必须进行上岗前和定期健康检查,脱离粉尘作业时还应做脱尘健康检查。

我国在控制粉尘危害、预防尘肺发生方面,结合国情做了不少行之有效的工作,在取得丰富经验的基础上,将上述防、降尘措施概括为"革、水、密、风、护、管、教、查"八字方针,对我国控制粉尘危害具有重大指导意义。

二、矽尘

矽肺(silicosis)是由于在生产过程中长期吸入游离二氧化硅含量较高的粉尘而引起的以肺组织纤维化为主的疾病。我国矽肺病例占尘肺总病例接近 50%,是尘肺中危害最严重的一种。

游离二氧化硅(SiO_2)粉尘,俗称矽尘,纯度极高者为石英(quartz)。在自然界游离二氧化硅分布很广,在 16km 以内的地壳内约占 5%,95% 的矿石中均含有数量不等的游离二氧化硅。

【接触机会】

接触游离二氧化硅粉尘的作业非常广泛,遍及国民经济建设的许多领域。在金属、有色金属、煤炭等矿山,采掘作业中的凿岩、爆破、运输;修建公路、铁路、水利工程中的开挖隧道,采石等作业可产生大量含游离二氧化硅岩尘。在制造、加工业,如石粉厂、玻璃厂、耐火材料厂生产过程中的原料破碎、研磨、筛分、配料等工序;机械制造业铸造车间的原料粉碎、配料、铸型、打箱、清砂、喷砂等生产过程;陶瓷厂原料准备、珠宝加工、石器加工均能产生大量含游离二氧化硅粉尘。

【发病机制】

石英尘进入肺泡后,肺泡巨噬细胞聚集,吞噬尘粒成为尘细胞,扩展到全肺和胸膜,引起矽结节和弥漫性间质纤维化。石英怎样引起纤维化有多种假说,如机械刺激学说、化学中毒学说和硅酸聚合学说;但都尚难以圆满解释发病过程。

【病理】

尸检肉眼观察,见矽肺病例肺体积增大,重症型晚期肺体积缩小,一般含气量减少,色灰或黑白,晚期呈花岗岩样。肺重增加,入水下沉。触及表面有散在、孤立的结节如砂粒状,肺弹性丧失,融合团块处质硬似橡皮。可见胸膜粘连、增厚。肺门和支气管分叉处淋巴结肿大,色灰黑,背景夹杂玉白色条纹或斑点。

矽肺病理形态可分为结节型、弥漫性间质纤维化型、矽性蛋白沉积和团块型(进行性大块纤维化型)。

1.结节型矽肺　由于长期吸入游离二氧化硅含量较高的粉尘而引起的肺组织纤维化,典型病变为矽结节(silicotic nodule)。肉眼观,矽结节稍隆起于肺表面呈半球状,在肺切面多见于胸膜下和肺组织内,为1～5mm的散在矽结节。镜下观,可见不同发育阶段和类型的矽结节。早期矽结节胶原纤维细且排列疏松,间有大量尘细胞和成纤维细胞。结节越成熟,胶原纤维越粗大密集,细胞越少,终至胶原纤维发生透明性变,中心管腔受压,成为典型矽结节。典型矽结节横断面似葱头状,外周是多层紧密排列的胶原纤维,中心或偏侧为一闭塞的小血管或小支气管。有的矽结节以缠绕成团的胶原纤维为核心,周围是尘细胞、尘粒及纤维性结缔组织,呈旋涡状排列。

2.弥漫性间质纤维化型矽肺　见于长期吸入的粉尘中游离二氧化硅含量较低,或虽游离二氧化硅含量较高,但吸入量较少的病例。病变进展缓慢,特点是在肺泡、肺小叶间隔及小血管和呼吸性细气管周围,纤维组织呈弥漫性增生,相互连接呈放射状、星芒状,肺泡容积缩小,有时形成大块纤维化,其间夹杂粉尘颗粒和尘细胞。

3.矽性蛋白沉积　病理特征为肺泡腔内有大量蛋白分泌物,称之为矽性蛋白;随后可伴有纤维增生,形成小纤维灶乃至矽结节。

4.团块型矽肺　由上述类型矽肺进一步发展,病灶融合而成。矽结节增多、增大、融合,其间继发纤维化病变,融合扩展而形成团块状。多见于两肺上叶后段和下叶背段。肉眼观,病灶为黑或灰黑色,索条状,呈圆锥、梭状或不规则形,界限清晰,质地坚硬;切面可见原结节轮廓、索条状纤维束、薄壁空洞等病变。镜下除可观察到结节型、弥漫性间质纤维化型病变、大量胶原纤维增生及透明性变外,还可见被压神经、血管及所造成的营养不良性坏死,薄壁空洞及钙化病灶;萎缩的肺泡组织泡腔内充满尘细胞和粉尘,周围肺泡壁破裂呈代偿性肺气肿,贴近胸壁形成肺大泡;胸膜增厚,广泛粘连。病灶如被结核菌感染,形成矽肺结核病灶。

【临床表现】

1.症状与体征　肺的代偿功能很强,矽肺患者可在相当长时间内无明显自觉症状。随着病情的进展,或有合并症时,可出现胸闷、气短、胸痛、咳嗽、咯痰等症状和体征,无特异性,虽可逐渐加重,但与胸片改变并不一定平行。

2.X线胸片表现 矽肺X线胸片影像是肺组织矽肺病理形态在X线胸片的反应,是"形"和"影"的关系,与肺内粉尘蓄积、肺组织纤维化的病变程度有一定相关关系,但并非完全一致。X线胸片上其他影像,如肺门变化、肺气肿、肺纹理和胸膜变化,对矽肺诊断也有参考价值。

(1)圆形小阴影 是矽肺最常见和最重要的一种X线表现形态,其病理变化以结节型矽肺为主,呈圆或近似圆形,边缘整齐或不整齐,直径小于10mm,按直径大小分为:p(<1.5mm)、q(1.5～3.0mm)、r(3.0～10mm)三种类型。

(2)不规则形小阴影 病理基础主要是肺间质纤维化。表现为粗细、长短、形态不一的致密阴影。之间可互不相连,或杂乱无章地交织在一起,呈网状或蜂窝状;致密度多持久不变或缓慢增高。按其宽度可分为s(<1.5mm)、t(1.5～3.0mm)、u(3.0～10mm)三种类型。早期也多见于两肺中下区,弥漫分布,随病情进展而逐渐波及肺上区。

(3)大阴影 指长径超过10mm的阴影,为晚期矽肺的重要X线表现,形状有长条形、圆形、椭圆形、或不规则形,病理基础是团块状纤维化。大阴影的发展可由圆形小阴影增多、聚集,或不规则小阴影增粗、靠拢、重叠形成;多在两肺上区出现,逐渐融合成边缘较清楚、密度均匀一致的大阴影,常对称呈八字状,也有先在一侧出现;大阴影周围一般有肺气肿带。

(4)胸膜变化 胸膜粘连增厚,先在肺底部出现,可见肋膈角变钝或消失;晚期膈面粗糙,由于肺纤维组织收缩和膈胸膜粘连,呈"天幕状"阴影。

(5)肺气肿 多为弥漫性、局限性、灶周性和泡性肺气肿,严重者可见肺大泡。

(6)肺门和肺纹理变化 早期肺门阴影扩大,密度增高,有时可见淋巴结增大,包膜下钙质沉着呈蛋壳样钙化,肺纹理增多或增粗变形;晚期肺门上举外移,肺纹理减少或消失。

3.肺功能变化 患者早期肺功能变化不明显,与X线胸片影像变化不一致。肺活量可降低,但时间肺活量正常。病变进展并发肺气肿时,肺活量进一步降低,一秒钟用力呼气容量也减少,耗气量及其占肺总量比值增加。当大量肺泡遭受破坏和肺毛细血管增厚时,导致弥散功能障碍。

4.并发症 矽肺常见并发症有肺结核、肺及支气管感染、自发性气胸、肺心病等。矽肺和并发症互相促进,一旦出现并发症,病情进展加剧,甚至死亡。

【诊断】

诊断矽肺必须以确切的接触游离二氧化硅粉尘职业史为前提,技术质量合格的高仟伏X线后前位胸片为依据,临床表现作参考,排除其他疾病,严格根据《尘肺病诊断标准》(GBZ70－2002),做出诊断、分期。

我国现行的《尘肺病诊断标准》主要根据小阴影的密集度和累及范围、大阴影占肺野的面积进行诊断分期,具体如下:

(1)无尘肺(O)

O:X线胸片无尘肺表现。

O+:胸片表现尚不够诊断为I者。

(2)一期尘肺(I)

I:有总体密集度1级的小阴影,分布范围至少达到两个肺区。

I+:有总体密集度1级的小阴影,分布范围超过4个肺区或有总体密集度2级的小阴影,分布范围达到 4 个肺区。

(3)二期尘肺(Ⅱ)

Ⅱ:有总体密集度 2 级的小阴影,分布范围超过 4 个肺区或有总体密集度 3 级的小阴影,分布范围达到 4 个肺区。

Ⅱ+:有密集度 3 级的小阴影,分布范围超过 4 个肺区;或有小阴影聚集;或有大阴影,但尚不够诊断为Ⅲ者。

(4)三期尘肺(Ⅲ)

Ⅲ:有大阴影出现,其长径不小于 20mm,短径不小于 10mm。

Ⅲ+:单个大阴影的面积或多个大阴影面积的总和超过右上肺区面积者。

【治疗】

目前尚无根治办法,我国学者多年来研究了数种治疗矽肺药物,如克矽平(P_{204})、柠檬酸铝、汉防己甲素、羟基哌喹、磷酸哌喹,疗效有待继续观察和评估。积极对症治疗和预防并发症极为重要,还应注意增强营养,生活规律化和适当的体育锻炼。

【处理】

尘肺一经确诊,不论期别,均应及时调离接尘作业。

第四节　物理性有害因素及所致职业病

在生产和工作环境中,与劳动者健康密切相关的物理性因素包括气象条件,如气温、气湿、气流、气压;噪声和振动;电磁辐射,如 X 射线、γ 射线、紫外线、可见光、红外线、激光、微波和射频辐射;等等。

一、噪声

从卫生学角度讲,凡是使人感到厌烦或不需要的声音都称为噪声(noise)。除了频率和强度无规律的组合所形成的使人厌烦的噪声以外,其他各种声音,如谈话的声音或音乐,对于不需要的人来说,也是噪声。生产过程中产生的或存在的,听起来使人感到厌烦的声音,称为生产性噪声或工业噪声。

噪声是声音的一种,具有声音的基本物理特性。声音(sound)是物体振动后,振动能在弹性介质中以波的形式向外传播,传到人耳引起的音响感觉。人耳能够感受到的声音频率在 20~20000Hz 之间,这一频率范围的振动波称为声波(sound wave)。小于 20Hz 的声波称为次声波(infrasonic wave),大于 20000Hz 的声波称为超声波(ultrasonic wave)。随着科学技术的发展,这两种声波在工业生产、医疗、航海等方面均有广泛应用,对从业人员的危害也引起了人们的重视。

噪声的分类方法有多种,按照来源,生产性噪声可以分为:

1.机械性噪声　由于机械的撞击、摩擦、转动所产生的噪声,如冲压、打磨等发出的声音。

2.流体动力性噪声　气体压力或体积的突然变化或流体流动所产生的声音,如空气压缩或施放(气笛)发出的声音。

3.电磁性噪声 如变压器所发出的声音。

根据噪声随时间的分布情况,生产性噪声又可分为连续声和间断声。前者包括稳态噪声和非稳态噪声。随着时间的变化,声压波动小于5dB的称为稳态噪声,否则即为非稳态噪声。后者又称为脉冲噪声,即声音持续时间小于0.5s,间隔时间大于1s,声压有效值变化大于40dB的噪声。

对于稳态噪声,根据频率特性,又可分为低频噪声(主频率在300Hz以下)、中频噪声(主频率在300~800Hz)和高频噪声(主频率在800Hz以上)。此外,还可以分为窄频带和宽频带噪声等。

(一)声音的物理特性及其评价

1.声压与声压级

(1)声压 声波在空气中传播时,引起介质质点振动,使空气产生疏密变化,这种由于声波振动而对介质(空气)产生的压力称声压(sound pressure),声压可以看作垂直于声波传播方向上单位面积所承受的压力,以 P 表示,单位为帕(Pa)或牛顿/米^2(N/m^2,1Pa=N/m^2)。

(2)声压级 声压大音响感强,声压小音响感弱。对正常人耳刚能引起音响感觉的声压称为听阈声压或听阈(threshold of hearing),为 20μPa 或 $2×10^{-5}$N/m^2。声压增大至人耳产生不适感或疼痛时称痛阈声压或痛阈(threshold of pain),为 20Pa 或 20 N/m^2。从听阈声压到痛阈声压的绝对值相差 1000000 倍,为了计算方便,用对数量(级)来表示其大小,即声压级(sound pressure level,SPL),单位为分贝(dB),以 1000Hz 纯音的听阈声压为基准声压,定为 0dB,被测声压与基准声压之商,取对数后即为被测声压的声压级。听阈声压和痛阈声压之间相差 120dB。

普通谈话声压级为 60~70dB,载重汽车的声压级为 80~90dB,球磨机的声压级为 120dB 左右,喷气式飞机附近可达 140~150dB 甚至更高。

2.人对声音的主观感觉

(1)等响曲线 在实践中人们认识到声压与人耳对声音的生理感觉(响的程度)并非完全一致。对于相同强度的声音,频率高则感觉音调高,声音尖锐;频率低感觉音调低,声音低沉,响的程度低。根据人耳对声音的感觉特性,联系声压和频率定出人耳对声音音响的主观感觉量,称为响度级(loudness level),单位为方(phone)。

响度级是经过大量严格的实验测试得出来的。具体方法是:以 1000Hz 的纯音作为基准音,其他不同频率的纯音通过实验听起来与某一声压级的基准音响度相同时,即为等响。该条件下的被测纯音响度级(方值)就等于基准音的声压级(dB 值)。如 100Hz 的纯音当声压级为 52dB 时,听起来与 1000Hz 纯音 40dB 一样响,则该 100Hz 纯音的响度级即为 40 方。

利用与基准音比较的方法,可得出听阈范围各种声频的响度级,将各个频率相同响度的数值用曲线连接,即绘出各种响度的等响曲线图,称为等响曲线(equal loudness curves)。

从等响曲线可以看出,人耳对高频声特别是 2000~5000Hz 的声音敏感,对低频声不敏感。

(2)声级 为了准确地评价噪声对人体的影响,在进行声音测量时,所使用的声级计是根据人耳对声音的感觉特性,参考等响曲线,使用"A"、"B"、"C"几种计权网络,成为不同类型的滤波器。使用频率计权网络测得的声压级称为声级,根据滤波器的特点分别称为 A 声级、B 声级和 C 声级,分别用 dB(A)、dB(B)、dB(C)等表示。

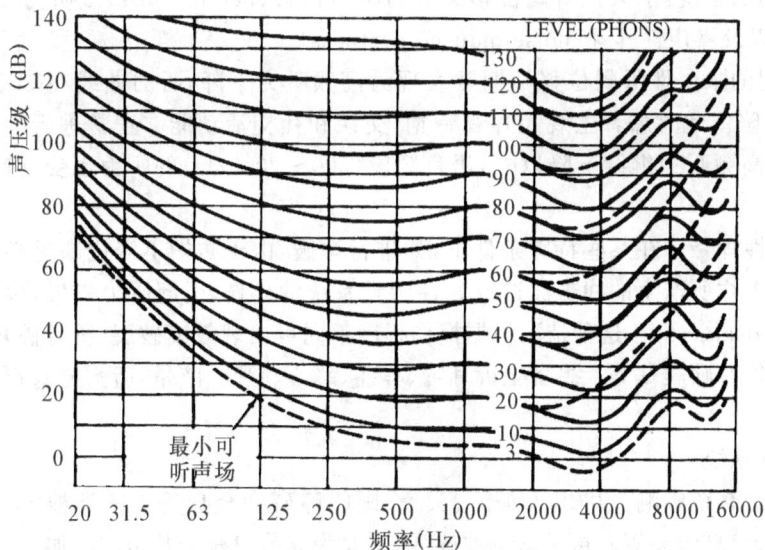

图 4-1 等响曲线

C 计权网络模拟人耳对 100 方纯音的响应特点,对所有频率的声音几乎都同等程度地通过,故 C 声级可视作总声级;B 计权网络模拟人耳对 70 方纯音的响应特点,对低频音有一定程度的衰减;A 计权网络则模拟人耳对 40 方纯音的响应特点,对低频段(小于 50Hz)有较大幅度的衰减,对高频不衰减,这与人耳对高频敏感,对低频不敏感的感音特性相似。A 声级由国际标准化组织(ISO)推荐,用作噪声卫生评价的指标。

(二)噪声对人体的影响

长期接触一定强度的噪声,可以对人体产生不良影响。噪声不仅对听觉系统产生危害,对听觉外系统也会产生影响。

1.听觉系统

噪声引起听觉器官的损伤,一般经历由生理变化到病理改变的过程,即先出现暂时性听阈位移,经过一定时间逐渐成为永久性听阈位移。

(1)暂时性听阈位移　暂时性听阈位移(temporary threshold shift,TTS)即接触噪声后引起听阈变化,脱离噪声环境后经过一段时间听力可以恢复到原来水平。

①听觉适应:短时间暴露在强烈噪声环境中,听觉器官敏感性下降,脱离噪声接触后对外界的声音有"小"或"远"的感觉,听力检查听阈可提高 10～15dB,离开噪声环境 1min 之内可以恢复,这种现象称为听觉适应(auditory adaptation)。听觉适应是一种生理保护现象。

②听觉疲劳:较长时间停留在强烈噪声环境中,引起听力明显下降,离开噪声环境后听阈提高超过 15～30dB,需要数小时甚至数十小时听力才能恢复,称为听觉疲劳(auditory fatigue)。

(2)永久性听阈位移　随着接触噪声的时间继续延长,如果前一次接触引起的听力变化未完全恢复又再次接触,可使听觉疲劳逐渐加重,听力不能完全恢复,变为永久性听阈位移(permanent threshold shift,PTS)。

永久性听阈位移属于不可恢复的改变,是病理变化的基础。常见的改变有听毛倒伏、稀疏、缺失,听毛细胞肿胀、变性或消失等。

根据损伤的程度,永久性听阈位移又分为听力损失(hearing loss)或听力损伤(hearing impairment)以及噪声性耳聋(noise-induced deafness)。

噪声引起的永久性听阈位移早期常表现为高频听力下降,听力曲线在 3000～6000Hz 出现"V"形下陷。此时患者主观无耳聋感觉,交谈和社交活动能够正常进行。随着病损程度加重,除了高频听力继续下降以外,语言频段(500～2000Hz)的听力也受到影响,出现语言听力障碍。

(3)爆震性耳聋 在某些特殊条件下,如进行爆破,由于防护不当或缺乏必要的防护设备,可因强烈爆炸所产生的冲击波造成急性听觉系统的外伤,引起听力丧失,称为爆震性耳聋(explosive deafness)。这种情况根据损伤程度不同可出现鼓膜破裂、听骨破坏、内耳组织出血等,还可伴有脑震荡等。患者主诉耳鸣、耳痛、恶心、呕吐、眩晕,听力检查严重障碍或完全丧失。

2.非听觉系统

(1)对神经系统影响 可出现头痛、头晕、睡眠障碍和全身乏力等类神经征,记忆力减退、情绪不稳定、易激怒等。可见脑电波改变,主要为 α 节律减少及慢波增加。

(2)对心血管系统的影响 心率可加快或减慢,心电图 ST 段或 T 波出现缺血型改变。血压早期表现不稳定,长期接触强的噪声可以引起血压持续性升高。脑血流图呈现波幅降低、流入时间延长等。

(3)对免疫系统的影响 免疫功能降低,接触噪声时间愈长,变化愈显著。

(4)对消化系统及代谢功能的影响 胃肠功能紊乱、食欲不振、胃液分泌减少、胃的紧张度降低、蠕动减慢等变化。

(5)对生殖功能及胚胎发育的影响 女工有月经不调现象,表现为月经周期异常、经期延长、血量增多及痛经等。接触高强度噪声,特别是 100dB(A)以上强噪声的女工中,妊娠高血压综合征发病率有增高趋势。

(三)噪声性耳聋的诊断

职业性噪声聋是人们在工作过程中,由于长期接触噪声而发生的一种进行性的感音性听觉损伤,是法定职业病。职业性噪声聋的诊断需要有明确的噪声接触史,有自觉听力损失或其他症状,纯音测听为感音性聋,结合动态观察资料和现场卫生学调查,排除其他原因所致听力损失,可作出诊断。噪声性耳聋的诊断及分级详见《职业性听力损伤诊断标准》(G8249－2002)。

(四)防止噪声危害的措施

1.控制噪声源 控制或消除噪声源,是从根本上解决噪声危害的一种方法。可采用无声或低声设备代替发出强噪声的机械,如用无声液压代替高噪声的锻压,以焊接代替铆接等。

2.控制噪声的传播 应用吸声和消声技术,阻断或减弱噪声传播。

3.制定工业企业卫生标准 我国最新制定施行的《工作场所有害因素职业接触限值》规定,每周工作 5d,每天接触噪声 8h 的情况下,稳态噪声限值为 85dB(A),非稳态噪声等效声级的限值为 85dB(A)。

4.个体防护 需要在高噪声条件下工作时,应佩戴个人防护用品。最常用的是耳塞,一般由橡胶或软塑料等材料制成,根据外耳道形状设计大小不等的各种型号,隔声效果可达 20

~35dB。此外还有耳罩、帽盔等,其隔声效果可达 30~40dB。

5.健康监护 定期对接触噪声的工人进行听力检查,以便早期发现听力损伤。凡有听觉器官疾患、中枢神经系统和心血管系统器质性疾患或植物神经功能失调者,不宜参加强噪声作业。

6.合理安排劳动和休息 噪声作业应避免加班或连续工作时间过长,否则容易加重听觉疲劳。

二、电离辐射

量子能量大于 12eV,能使受作用物质发生电离现象的辐射,称电离辐射(ionizing radiation)。它可由不带电荷的光子组成,具有波的特性和穿透能力,如 X 射线、γ射线和宇宙射线;也可是粒子型电离辐射,如 α射线、β射线、中子、质子等。电离辐射包括来自自然界的宇宙射线及地壳岩石层的铀、钍、镭等,也可来自各种人工辐射源。与职业卫生有关的辐射类型主要有五种,即 X 射线、γ射线、α粒子、β粒子和中子(n)。

(一)接触机会

1.核工业系统 放射性矿物的开采、冶炼和加工,以及核反应堆、核电站的建立和运转。

2.射线发生器的生产和使用 加速器、X 射线和 γ射线的医用和工农业生产用辐射源。

3.放射性核素的加工生产和使用 核素化合物、药物的合成,及其在实验研究及诊疗上的应用。

4.天然放射性核素伴生或公生矿生产 如磷肥、稀土矿、钨矿等开采和加工。

(二)电离辐射效应分类

1.按剂量-效应关系分类

(1)随机性效应(stochastic effeet) 指辐射效应的发生几率(而非其严重程度)与剂量相关的效应,不存在剂量阈值(dose threshold)。主要是指致癌效应和遗传效应。

(2)确定性效应(dctcrministic effect) 指辐射效应的严重程度取决于所受剂量的大小,这种效应有一个剂量阈值,在阈值以下不会见到有害效应,如放射性皮肤损伤(radiation skin injury)、放射性生育障碍(radiation induced fertility disturbance)等。

2.按效应发生的个体分类 可分为躯体效应和遗传效应。胎儿宫内受照射发生的胚胎和胎儿效应是一种特殊的躯体效应。

3.按效应表现情况分类 可分为大剂量照射的急性效应、低剂量长期照射的慢性效应、受照射后发生的远期效应等。

(三)放射病

放射病(radiation sickness)指由一定剂量的电离辐射作用于人体所引起的全身性或局部性放射损伤。

1.外照射急性放射病 外照射急性放射病(acute radiation sickness from external exposure)是指人体一次或短时间(数日)内受到多次全身照射,吸收剂量(absorbed dose)达到 1Gy 以上外照射所引起的全身性疾病。多见于事故性照射和核爆炸。根据临床表现可分为三种类型。

(1)骨髓型(1~10Gy) 最为多见,主要引起骨髓等造血系统损伤。临床表现为白细胞数减少和感染性出血。口咽部感染灶最为明显。

（2）胃肠型（10～50Gy）　表现为频繁呕吐腹泻，水样便或血水便，可导致失水，并常发生肠麻痹、肠套叠、肠梗阻等。

（3）脑型（>50Gy）　受照后病人短时出现精神萎靡，很快转为意识障碍、共济失调、抽搐、躁动和休克。

2.外照射慢性放射病　外照射慢性放射病（chronic radiation sickness from external exposure）是指放射工作人员在较长时间内连续或间断受到超当量剂量（dose equivalent）限值的外照射，而发生的全身性疾病。在累积当量剂量达到 1.5Sv 以上时，出现以造血组织损伤为主，伴有其他系统症状。

早期临床症状主要为无力型神经衰弱综合征。表现为头痛、头昏、睡眠障碍、疲乏无力、记忆力下降等，伴有消化系统障碍和性功能减退。早期可无明显体征，后期可见腱反射、腹壁反射减退等神经反射异常。妇女可表现有月经紊乱、经量减少或闭经。

实验室检查方面，外周血血细胞有不同程度的减少，并与辐射损伤的严重程度和受照射的累积剂量密切相关。一般来说，血细胞减少的顺序是白细胞、血小板、红细胞。外周血淋巴细胞染色体畸变率是辐射效应的一个灵敏指标。骨髓造血细胞的增生程度是外照射慢性放射病诊断的主要依据。

3.内照射放射病　内照射放射病（internal radiation sickness）是指大量放射性核素进入体内，作为放射源对机体照射而引起的全身性疾病。内照射放射病比较少见，临床工作中见到的多为放射性核素内污染（internal contamination of radionuclides），即指体内放射性核素累积超过其自然存量。

内照射放射损伤的特点是，放射性核素在体内持续作用，新旧反应或损伤与修复同时并存，而且时间迁延，造成临床上无典型的分期表现；靶器官的损伤明显，如骨髓、网状内皮系统、肝、肾、甲状腺等；某些放射性核素本身放射性很弱，但具有很强的化学毒性，如铀对机体的损伤即以化学毒性为主；内污染可造成远期效应。

此外，放射病还包括外照射亚急性放射病、放射性复合伤和放射性皮肤损伤等。

（四）电离辐射远后效应

1.电离辐射诱发恶性肿瘤　已知电离辐射可诱发的人类恶性肿瘤，包括白血病、甲状腺癌、支气管肺癌、乳腺癌和皮肤癌等。在辐射诱发的恶性疾病中，白血病的发病率较高、潜伏期短，且诱发剂量低。除慢性淋巴细胞型白血病外，其他各种类型的急、慢性白血病的发病率，都可因电离辐射照射而增加。

2.其他电离辐射远后效应　除了前述的恶性肿瘤之外，常见的电离辐射远后效应有血液系统疾病（贫血、白血病）、寿命缩短、胚胎效应和遗传效应等。

（五）电离辐射卫生防护

放射防护的目标是防止对健康危害的确定性效应，采取积极措施，尽可能减少随机性效应的发生率，使照射量达到可接受的安全水平。我国从 1974 年起就颁布了一系列放射卫生规定和标准，2002 年所制定的《电离辐射防护与辐射源安全基本标准》（GB18871－2002）是我国现行的放射防护标准，它包括行为准则和剂量限值两个部分。放射防护的要点是：

1.执行放射防护三原则　即任何照射必须具有正当理由；辐射防护应当实现最优化；应当遵守个人剂量当量限值的规定。

2.外照射防护　必须具备有效的屏蔽设施，与辐射源保持一定的安全距离及合理的时间。

3.内照射防护　主要采取防止放射性核素经呼吸道、皮肤和消化道进入人体的一系列相应措施,同时应十分重视防止核素向空气、水体和土壤逸散。

第五节　职业性有害因素的预防与控制

职业有害因素预防、控制的方法和措施很多,本节仅重点介绍《中华人民共和国职业病防治法》(以下简称《职业病防治法》)、职业卫生服务、职业环境监测和职业健康监护这四方面的内容。

一、《职业病防治法》及相关法律法规

(一)《职业病防治法》

2002年起实施、2011年修改的《职业病防治法》共7章90条,分总则、前期预防、劳动过程中的防护与管理、职业病诊断与职业病病人保障、监督检查、法律责任、附则。

总则共13条,明确了目的、范围、职业病防治工作的方针、劳动者依法享有的职业卫生保护的权利、用人单位对本单位产生的职业病危害承担的责任、国家实行职业卫生监督制度等。

第二章前期预防共7条,阐述了产生职业病危害的用人单位的工作场所所应符合的职业卫生要求。

第三章共23条,明确了用人单位应当采取的职业病防治管理措施。

第四章共19条,对职业病诊断与职业病病人保障问题作出了明确的规定。

第五章监督检查共7条。在本章中指出"县级以上人民政府职业卫生监督管理部门(包括安全生产监督管理部门、卫生行政部门、劳动保障行政部门)依照职业病防治法律、法规、国家职业卫生标准和卫生要求,依据职责划分,对职业病防治工作进行监督检查。"此外,本章中还对职业卫生监督人员依法执行公务及资格认证作出了明确的规定。

第六章共17条,指出了违反《职业病防治法》的行为应追究的法律责任。

(二)《职业病防治法》相关配套法规

为了使我国《职业病防治法》得到正确顺利地贯彻执行,在正式颁布《职业病防治法》后,国务院及卫生部相继颁布了一系列与《职业病防治法》配套的法规,其中包括《使用有毒物品作业场所劳动保护条例》、《国家职业卫生标准管理办法》、《职业病危害项目申报管理办法》、《建设项目职业病危害分类管理办法》、《职业健康监护管理办法》、《职业病诊断与鉴定管理办法》、《职业病危害事故调查处理办法》、《职业卫生技术服务机构管理办法》及157项国家职业卫生标准。另外,国务院于1987年颁布的《中华人民共和国尘肺病防治条例》、1988年颁布的《女职工劳动保护规定》等在没有新的相关法规出台之前,仍然作为职业病防治法的相关配套法规使用。这些相关配套法规,以《职业病防治法》为依据,从多方面对《职业病防治法》中的条款进行明确的规定。

二、职业卫生服务

1959年,国际劳工组织(ILO)首次提出职业卫生服务(occupational health service,

OHS)的定义,称"职业卫生服务是一种在工作场所或其附近提供的全面保护工人健康的服务,内容是预防性的,目的是使工作符合工人健康要求。"1985年,随着预防观念逐渐加强和对精神健康重要性认识的深入,ILO对职业卫生服务的定义进行了修改:"职业卫生服务是预防性服务,要求雇主、职工及其代表,建立和维持能保证工人安全和健康的工作环境,使工作适合于保持工人的体格和精神健康。"到2002年,结合世界卫生组织初级卫生保健的概念,ILO/WHO职业卫生联合委员会提出了基础职业卫生服务(basic occupational health service,BOHS)的概念,即通过初级卫生保健,利用科学合理的、可接受的、广泛覆盖的职业卫生方法为劳动者提供服务。BOHS包含了OHS的核心内容和活动,是OHS所应达到的最小程度,也是OHS进一步发展的起点。BOHS战略的目标是为全世界所有工作场所和每个工人提供服务。

职业卫生服务的内容一般包括:企业职业安全卫生状况的定位和规划;工作场所环境监测;作业者健康监护;健康风险评估;预防控制措施;危害告知与培训教育及其他卫生保健服务。

三、职业环境监测

职业环境监测(occupational environmental monitoring)是对作业者作业环境进行有计划、系统的检测,分析作业环境中有毒有害因素的性质、强度及其在时间、空间的分布及消长规律。职业环境监测是职业卫生的重要常规工作,按照《职业病防治法》要求,企业应该根据工作规范,定时地监测作业环境中有毒有害因素。通过职业环境监测,既可以评价作业环境的卫生质量,判断是否符合职业卫生标准要求,也可以估计在此作业环境下劳动的作业者的接触水平,为研究接触-反应或效应关系提供基础数据,进而确认安全的接触限值。

(一)职业环镜监测对象的确定

不同的作业环境,有毒有害的因素是完全不同的。应通过查阅生产工艺过程、检查原料使用清单,参考其他企业类似经验,现场查看及倾听作业者反映,结合化学物的毒性资料,初步确定检测对象。

(二)车间空气中有害物监测

作业场所空气中的化学物质,大多来源于工业生产过程中逸出的废气和烟尘,一般以气体、蒸气和雾、烟、尘等不同形态存在,有时则以多种形态同时存在于空气中。化学物质在空气中以不同形态存在,它们在空气中的飘浮、扩散的规律各不相同,需要选用不同的采样方法和采样仪器。

1.采样方式 目前,常用的采样方式有个体采样(personal sampling)和定点区域采样(area sampling)两种。

(1)个体采样 个体采样是将样品采集头置于作业者呼吸带内,通常采样仪直接佩带在作业者身上,可以用采样动力或不用采样动力(被动扩散)。个体采样能较好地反映作业者实际接触水平,但对采样动力要求较高。

(2)定点区域采样 定点区域采样则是将采样仪固定在车间某一区域。常用于评价作业环境质量。但由于采样系统固定,未考虑作业者的流动性,定点区域采样难以反映作业者的真实接触水平。可以应用工时法,记录作业者在每一采样区域的停留时间,估算作业者接触水平。

2.样品的采集　依据车间空气中有害物存在形式,可以分为气体、蒸气和颗粒物两类采集方式。

(1)采集气体和蒸气

①用可与待测物起化学反应的液体吸收,再检测吸收液中检测物的量;

②用真空袋或真空容器采集,如惰性塑料袋、玻璃瓶、不锈钢桶等;

③用直读式检测仪,直接检测空气中特定的有害物。

(2)采集空气中颗粒性物质

通常用滤膜采集空气中颗粒性物质。在选择时,需要注意滤膜应该可以阻挡待测物质,但又不能影响其采样流量。国内常用的有纤维状滤纸(膜)和筛孔状滤膜,前者有定量滤纸、玻璃纤维滤纸、过氯乙烯滤膜等,后者有微孔滤膜和聚氨酯泡沫塑料。

(三)车间物理性有害因素的测量

物理性有害因素的测量必须应用特别的仪器,根据其有害因素的特点进行。

除了监测工作环境中物理性有害因素的强度外,目前还可以检测作业者在特定环境中作业接受个别物理性因素的累计强度。如作业者佩戴噪声仪,可以监测全天的噪声接触情况,如最高分贝、平均分贝及接触时间等。类似的还有辐射计量仪,可累计作业者的辐射照射量。

四、职业健康监护

职业健康监护是通过各种检查和分析,评价职业性有害因素对接触者健康的影响及其程度,掌握职工健康状况,及时发现健康损害征象,以便采取相应的预防措施,防止有害因素所致疾患的发生和发展。职业健康监护是近 20 多年来在职业卫生领域中开展起来的工作,属于第二级预防范畴。

传统的健康监护是指医学监护(medical surveillance),它是以健康检查为主要手段,包括检出新病例、鉴定疾病等。日前,职业健康监护的内容包括接触控制(职业性有害因素的环境监测、接触评定)、医学检查(就业前和定期的健康检查、健康筛检以及职工工伤与职业病致残的劳动能力鉴定等)和信息管理等。

(一)医学监护

2002 年卫生部发布《职业健康监护管理办法》,明确职业健康检查应由省级卫生行政部门批准从事职业卫生检查的医疗卫生机构承担。职业健康检查的结果应当客观、真实,体检机构对健康检查结果承担责任。职业健康检查包括上岗前、在岗期间(定期)、离岗时和应急的健康检查。

1.就业前健康检查　就业前健康检查(pre-employment health examination)是指用人单位对准备从事某种作业人员在参加工作以前进行的健康检查。目的在于掌握其就业前的健康状况及有关健康基础资料和发现职业禁忌证(occupational contraindication)。

2.定期健康检查(periodical health examination)　定期健康检查是指用人单位按一定时间间隔对已从事某种作业的工人的健康状况进行检查,属于第二级预防,是健康监护的重要内容。其目的是及时发现职业性有害因素对工人健康的早期损害或可疑征象,为生产环境的防护措施效果评价提供资料。定期健康检查的时间间隔可根据有害因素的性质和危害程度,工人的接触方式、接触水平以及生产环境是否存在其他有害因素而定。健康检查的内容应根据国家颁布的《职业病诊断标准及处理原则》中的有关规定执行。

3.离岗或转岗时体格检查　离岗或转岗时体格检查是指职工调离当前工作岗位时或改换为当前工作岗位前所进行的检查,属于第二级预防,也是健康监护的一个重要内容。其目的是为了掌握职工在离岗或转岗时,职业性有害因素对其健康有无损害或可疑征象,离岗从事新工作的职工和接受职工新工作的业主提供健康与否的基础资料。

4.职业病的健康筛检　职业病筛检是在接触职业性有害因素的人群中所进行的健康检查,可以是全面普查,也可以在一定范围内进行。为了节省人力、物力,提高工作效率,常选用特异性和敏感性较高的指标开展健康筛检。

(二)职业健康监护信息管理

职业健康监护工作是一项覆盖环境监测、医学检查和信息管理的系统工程,其科学性、技术性很强,具有综合性功能,同时它又是一项长期、艰巨的工作,要求具有一定的系统性。所有操作应程序化、规范化和信息化,所有资料应进行信息化管理。

1.健康监护档案　职业健康监护档案包括生产环境监测和健康检查两方面资料。每一职工设立健康监护卡,卡中记录项目包括:职业史和病史,接触职业性有害因素名称及水平,家族史,基础健康资料,医学监护项目结果及其他如生活方式、生活水平和日常嗜好等信息。

2.健康状况分析　对职工健康监护的资料应及时加以整理、分析、评价并反馈。评价方法分为个体评价和群体评价。个体评价主要反映个体接触量及其对健康的影响,群体评价包括作业环境中有害因素的强度范围、接触水平与机体的效应等。在分析和评价时常用指标包括:发病率(检出率、受检率)、患病率、疾病构成比、平均发病工龄、平均病程期限及病死率、病伤缺勤率等。

第五章 传染病防制

传染病是病原体寄生于机体的表现形式。而感染性疾病泛指由病原性生物引起的人类疾病,其范围比传染病更宽。传染病的传染过程是在个体中发生的。传染病的发生受到病原体的种类及其致病性、病原体入侵宿主的门户及定位、病原体的变异等方面的影响。传染病在人群中流行必须具备传染源、传播途径和易感者三个基本环节,受自然因素和社会因素的影响。疫源地是构成流行过程的基本单位。

第一节 国际国内传染病的形势

一、人类传染病的历史回顾

20世纪40年代以前,鼠疫、天花和霍乱等烈性传染病,以及伤寒与副伤寒、血吸虫病、疟疾、性病等常见传染病肆虐全人类,死于传染病的人不计其数,传染病曾一度成为威胁人类健康的"第一杀手"。

一个多世纪以来,尤其20世纪40年代抗生素的使用,人类生产和生活条件的改善,医学科学技术的发展,许多危害人类健康的急性和慢性传染病得到了有效的预防与控制。大多数常见的传染病、寄生虫病的发病率和死亡率在世界各国均有不同程度的下降,人类的疾病谱发生了很大的变化,传染病已不是威胁人类健康的首要疾病。

二、我国传染病防制的主要成就

党和政府在各个时期提出的卫生工作方针都是注重"预防为主",经过艰苦努力,一些危害严重的传染病、寄生虫病得到了明显控制,有力地保障了人民群众的健康。自全面推行计划免疫工作以来,麻疹、白喉、百日咳、破伤风等疾病得到有效控制,已不再是威胁儿童健康的重要传染病。传染病的死因位次已落后于心脑血管疾病和恶性肿瘤等非传染性疾病,传染病已不是我国最严重的公共卫生问题。

三、传染病的流行现状

虽然曾经危害人类健康的各类传染病的发病率在全球范围内明显下降,但有些传染病在局部地区乃至全世界仍然是重要的公共卫生问题。一些早期已得到控制的传染病死灰复燃,如结核病、白喉、登革热、疟疾等;数十种新的、危害更大的传染病被陆续发现,如艾滋病、莱姆病、军团病等。传染病再度引起全世界的关注,无论发达国家还是发展中国家,传染病的预防控制仍然是一项任重而道远的工作。

四、新发现的传染病

目前新出现的传染病大体包括三类：①在早为人知的疾病中发现了新的病原体，如在消化性溃疡病中发现了幽门螺杆菌；②人间可能早已存在，但在近20年才被发现和认识的传染病，如莱姆病、戊型和庚型肝炎等；③既往可能不存在，是人类新发现的传染病，如艾滋病等。

第二节　传染病的传染过程

传染病在个体中发生的传染过程是指病原体进入机体后，病原体与机体相互作用、相互斗争的过程。

一、病原体

病原体是指能够使宿主致病的各种生物体，包括细菌、病毒、立克次体、支原体、衣原体、螺旋体、真菌和寄生虫等。不同种类的病原体其病原学特征各异，所引起的传染过程的表现也有差异。病原体侵入人体后，能否引起疾病，取决于病原体的入侵门户与定位、病原体的数量、致病力以及宿主的免疫状况等因素。

1.病原体的入侵门户与定位　病原体的入侵门户是指病原体侵入人体的特定途径，即进入机体并能生活、初步繁殖的地点。病原体在人体内生长繁殖的一定部位即为定位，如伤寒杆菌定位于肠道淋巴组织内。能排出大量病原体的定位称为特异性定位。

2.病原体的几个特性

(1)传染力　即病原体引起易感宿主发生感染的能力。不同的病原体有不同的传染力，如麻疹的传染力非常强，而麻风则相对较弱。传染力的大小可用续发率和最小感染量来表示。

(2)致病力　指病原体侵入宿主后引起临床疾病的能力。致病力可用所有病例数与所有感染数的比值来表示。一般认为，致病力的大小与病原体在体内繁殖的速度、组织损伤的程度以及病原体能否产生特异性毒素有关。

(3)毒力　指病原体感染机体后引起严重病变的能力。毒力强调的是疾病的严重程度，可用严重病例数或死亡数与所有病例数的比值来表示。病死率是测量毒力的一种指标。

3.病原体的数量　引起易感机体感染所需的最小剂量称为病原体的感染量。病原体入侵数量大、潜伏期较短，病情较严重，而病原体入侵数量小，潜伏期较长，则病情较轻。

二、感染谱

病原体与人体之间传染过程的不同表现形式包括：未发生感染、隐性感染、轻型疾病、中型疾病、重型疾病和病死等6种形式。宿主机体对病原体传染过程反应的轻重程度的频率称为感染谱或感染梯度。不同的传染病有不同的感染谱，大体可概括为三大类(见图5-1)。

Ⅰ类:以隐性感染为主,如:结核杆菌

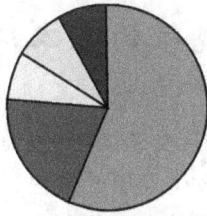

Ⅱ类:以显性感染为主,少数死亡,如:麻疹病毒

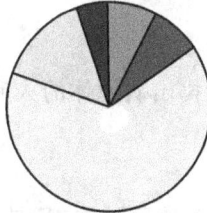

Ⅲ类:大部分死亡,如:狂犬病病毒

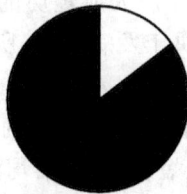

图 5-1 传染过程轻重程度的类型

1.以隐性感染为主 是最常见的表现形式,隐性感染占的比例较大,显性感染只占全部感染者的一小部分,好比海上冰山露出海面的尖顶部分,而大多数隐性感染者犹如隐于海面下庞大的山体,这种感染状态被流行病学家称为"冰山"现象,如图 5-2 所示的艾滋病的"冰山"现象。隐性感染者常因缺乏临床症状,不易发现,加之隐性感染者又向外排出病原体,有传染性,因此隐性感染在流行病学上具有重要意义。

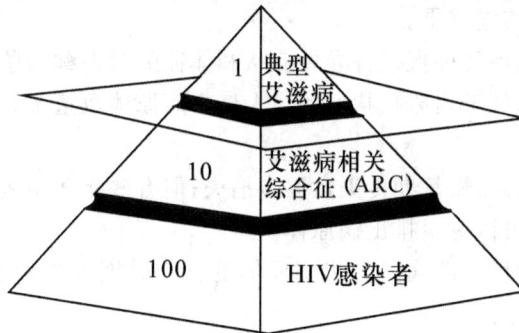

图 5-2 艾滋病的"冰山"现象

2.以显性感染为主 大多数感染者在感染后出现明显的临床症状和体征,仅极少数患者有严重症状或死亡。

3.大部分感染者以死亡为结局 病原体入侵机体后,大多数感染者出现严重的临床症状和体征,以死亡为结局。

第三节　传染病流行的基本环节

传染病在人群中发生的流行过程，即病原体从受感染者(传染源)排出，经过一定的传播途径，侵入易感者体内而形成新的感染，并不断发生发展的过程。传染病在人群中的发生与流行，必须具备传染源、传播途径及易感人群三个基本环节。

一、传染源

传染源是指体内有病原体生长、繁殖并且能排出病原体的人和动物，包括患传染病的病人、病原携带者和受感染的动物。

(一)人作为传染源

1.病人作为传染源　因病人体内通常存在大量病原体，又具有促进病原体排出的临床症状(如咳嗽、腹泻等)，因此病人是重要的传染源。病人所经历的患病过程可分为潜伏期、临床症状期和恢复期。病人作为传染源的意义取决于发病类型、所处病程阶段、病原体排放数量及病人活动范围的大小等。

(1)潜伏期　自病原体侵入机体到最早临床症状开始出现的这一段时间称为潜伏期。各种传染病的潜伏期不尽相同，但每种传染病的最短、最长和平均潜伏期相对恒定。有些传染病在潜伏期有传染性，而一些传染病的潜伏期传染性很小甚至没有传染性。

潜伏期的流行病学意义及应用：①潜伏期的长短可影响疾病的流行过程。一般地说，潜伏期短的疾病流行趋势往往十分迅猛，如流行性感冒，很快即达高峰。②根据潜伏期的长短，确定接触者的留验、检疫或医学观察的期限。一般传染病按平均潜伏期增加1～2d，危害严重传染病按最长潜伏期予以留验。③根据潜伏期的长短，确定免疫接种时间。④根据潜伏期的长短，确定受感染的时间，查找传染源和传播途径。从发病的高峰时间往前推一个该病平均潜伏期，可能为受感染的时间，即可进一步追查传染源及传播途径。⑤根据潜伏期评价某项预防措施的实施效果。

(2)临床症状期　出现某种疾病特异性症状和体征的时期称为临床症状期，这是传染性最强的时期。原因是：①处于临床症状期的病人体内病原体数量多；②病人的临床症状又有利于病原体的排出和传播。

(3)恢复期　一般说来，恢复期传染性逐步消失；但有些疾病患者在恢复期排出病原体，甚至如慢性伤寒带菌者可以终生排出病原体。

病人具有传染性的时期，即病人排出病原体的整个时期称为传染期。它是决定传染病病人隔离期限的重要依据。

2.病原携带者作为传染源　病原携带者是指没有任何临床症状但能排出病原体的人。带菌者、带毒者和带虫者统称为病原携带者。

病原携带者可分为三类：①潜伏期病原携带者，指在潜伏期末即可排出病原体。②病后病原携带者，指临床症状消失后可继续排出病原体。病原携带时间在3个月内者，称为暂时性病原携带者；病原携带时间超过3个月者，称为慢性病原携带者。③健康病原携带者，指整个感染过程中无明显临床症状与体征但排出病原体。

病原携带者作为传染源的意义,取决于排出病原体数量的多少、持续时间的长短、个人职业、社会活动范围、个人卫生习惯及防疫措施等。因此,我国法规要求饮食、供水、旅游业、托幼服务机构等某些特殊行业中的服务人员必须定期健康检查,若为带菌者,一般要调离岗位。

(二)动物作为传染源

某些感染动物的病原体对人也有感染性,因此受感染的动物也可成为人类某些传染病的传染源。有些疾病是在动物和人之间传播的,并由共同的病原体引起,称为人畜共患疾病。此类疾病随着人们生产活动范围的扩大、生活方式的变化、与动物的接触日益密切而不断增加。

二、传播途径

传播途径是指病原体自传染源体内排出,侵入新的个体之前,在外界环境中所经历的全部过程。

(一)经空气传播

其传播方式包括飞沫、飞沫核和尘埃传播。

1.经飞沫传播 通过传染源呼气、嚎哭、咳嗽、打喷嚏时,大量含有病原体的飞沫随气流经口鼻排出体外。大的飞沫迅速落到地面,体积较小的飞沫(直径 $15\sim100\mu m$)在空气中悬浮的时间不超过 3 秒钟,因此受飞沫传播的对象主要是传染源周围的密切接触者。飞沫传播易发生在拥挤、闭塞而不通风的公共场地,如公交车、候车室等。流行性脑脊髓膜炎、流行性感冒等均可经此方式传播。

2.经飞沫核传播 飞沫核是飞沫表层水分蒸发后干燥形成的蛋白质外壳,壳内含有病原体,以气溶胶的形式飘至远处造成传播。如耐干燥的结核分枝杆菌可经此方式传播。

3.经尘埃传播 含有病原体的分泌物或较大的飞沫落在地面,干燥后形成尘埃,易感者吸入后即可被感染。如炭疽及结核病的传播等。

经空气传播的传染病的流行特征主要有:①传播容易实现且范围较广,发病率高;②传播途径易实现;③在未免疫预防人群中常出现发病率呈周期性升高;④少年儿童多见;⑤具有冬春季节性升高现象;⑥与居民居住条件及人口密度有关。

(二)经水传播

经水传播包括经污染的饮用水和疫水传播。

经饮水传播的传染病流行特征有:①病人分布与供水范围高度一致或有饮用相同水源历史;②暴饮者多发;③除哺乳婴儿外,发病可无明显的年龄、性别及职业差异;④水源若经常被污染,病例终年不断;⑤停用污染水源或净化水源后,暴发与流行即可平息。

人们接触疫水(被病原体污染的水体)时,其病原体可经过皮肤黏膜侵入机体内。经疫水传播的疾病有血吸虫病、钩端螺旋体病等。经疫水传播的疾病的流行特征是:①病人有接触疫水的暴露史;②发病具有季节性和地方性及职业性的特点;③大量易感人群进入疫区接触疫水,可致暴发或流行;④加强疫水处理和个人防护,疫情即可控制。

(三)经食物传播

经食物传播的方式有经本身含有病原体的食物和在不同条件下被污染的食物传播。见于许多肠道传染病与寄生虫病,个别呼吸道传染病也可通过这种途径传播。经食物传播的传染病的流行特征是：①有食污染食物的暴露史,不食者不发病;②当一次大量病原污染而进食者较多时可致爆发;③停止供应污染食物后,疫情即可控制。

(四)经接触传播

包括直接接触和间接接触(日常生活接触)传播。直接接触传播是指传染源与易感者直接接触而不借助外界条件所造成的传播,如性病、狂犬病等。间接接触传播是易感者通过生活接触而被感染,又称日常生活接触传播。被污染的手在此传播中起很重要的作用。

经过间接接触传播的传染病的流行特征是：①病例一般呈散发,可形成家庭或同室成员聚集现象,少有流行发生;②个人卫生习惯及卫生条件差者,发病较多;③流行过程缓慢,无明显季节性特点;④加强管理,严格消毒,注意个人卫生,可减少发病。

(五)经媒介节肢动物(虫媒)传播

包括机械携带和生物性(吸血)传播。

1.机械性传播　指传播媒介与病原体之间没有生物学依存关系,病原体在节肢动物的体表和体内均不能繁殖,仅机械携带病原体实现传播,如苍蝇传播细菌性痢疾。

2.生物性传播　传播媒介作为中间宿主供病原体生长发育和繁殖,病原体在节肢动物的肠腔和体腔内发育、繁殖,完成其生活周期中的某阶段后,再传染给易感者,这段时期称外潜伏期,如蚊虫传播疟疾、丝虫病等。

经节肢动物传播的传染病流行特征是：①有一定的地区性分布特点;②有一定的季节性分布特点;③有明显职业分布特点;④青壮年发病较多。

(六)经土壤传播

病原体排出体外后存在于土壤中,人通过生产、生活接触而被感染(有的病原体需经过一定时间发育才具感染性)。如蛔虫卵在土壤中发育成为感染性虫卵,才能传播。某些形成芽孢病原体污染土壤后可长期保持其传染性,甚至达数十年之久,如破伤风、炭疽等。

经土壤传播的疾病流行特征是：①与人与土壤接触的机会和频度有关;②发病与病原体在土壤中的存活力有关;③与个人卫生和防护有关。

(七)医源性传播

其传播方式为医疗器械消毒不严或药品及生物制剂被污染而发生的传播。如输血、采供血造成的乙型肝炎、艾滋病传播。

(八)垂直传播

垂直传播又称母婴传播或围生期传播。病原体通过母体传给子代的途径称为垂直传播。主要包括：①胎盘传播：如风疹病毒、乙肝病毒等通过胎盘间隙造成的胎内感染;②上行传播：病原体(如单纯疱疹病毒、巨细胞病毒及葡萄球菌等)可从孕妇阴道经子宫颈口到达绒毛膜或子宫累及胎儿的胎内感染;③分娩时传播：胎儿还可在分娩时由于产妇的产道严重污染而受到感染。如淋病产妇,产道严重污染所致的胎儿淋球菌感染。

三、人群易感性

对某种传染病缺乏特异性免疫力的个体称为该病的易感者。人群作为一个整体对某种传染病的容易感受的程度,称为人群易感性。人群易感性的高低取决于该人群中易感个体所占的比例,当易感者在一个特定人群中的比例达到一定水平而外界条件又适合该传染病传播时,则很容易发生该病的传播与流行。但当由于自然的或人工的因素,人群中对某病的免疫个体足够多时,阻断该病的传播流行,这种现象叫"免疫屏障"。

1. 促使人群易感性升高的主要因素

(1)6 个月以上未经预防接种的婴儿数增加;

(2)易感人口的迁入;

(3)免疫人口免疫力的自然消退;

(4)免疫人口的死亡;

(5)病原体发生变异。

2. 促使人群易感性降低的主要因素

(1)计划免疫;

(2)传染病流行后;

(3)隐性感染。

3. 人群易感性与疾病流行的关系　易感者大量减少能控制疾病的流行,甚至使流行终止。但不能认为易感者上升至某种水平就一定会发生疾病流行,因为疾病的发生还必须有传染源的存在。

第四节　疫源地及流行过程

一、疫源地

(一)概念

传染源及其排出的病原体向四周播散所能波及的范围称为疫源地,即可能发生新病例或新感染的范围。每个传染源都可以构成一个疫源地,一个疫源地内可有一个以上的传染源。新的疫源地又成为下一个疫源地之源。一般将范围较小的或由单个传染源构成的疫源地称为疫点;较大范围的疫源地或若干疫源地连成片时称为疫区。我国疫区的确定与解除,根据有关法律须由县及以上行政部门决定。

(二)疫源地的范围

传染病疫源地范围大小主要取决于三个因素。

1.传染源的活动范围　传染源的活动范围大,疫源地范围也大。

2.传播途径的特点　不同的传播途径与方式,疫源地所达的范围大小各异。如由水传播的伤寒所波及的范围较日常生活接触传播的广。又如飞沫传播的疾病一般局限于传染源活动的区域,而虫媒传染病的疫源地则包括以虫媒活动范围为半径的整个圆的面积。

3.周围人群的免疫状况　如果传染源的周围都是易感者,传染源向周围排出病原体所波及的范围就大。

(三)疫源地消灭的条件

疫源地的消灭必须具备以下三个条件。具备了这些条件以后,针对疫源地的各种防疫措施即可结束。

1.传染源已被移走(住院、治愈或死亡)。

2.通过各种措施消灭了传染源排至外环境的病原体。

3. 所有的易感接触者从可能受到传染的最后时刻算起,经过该病的最长潜伏期而无新病例或新感染者出现。

二、流行过程

由传染源、传播途径及易感人群三个基本环节有机联结、协同作用而形成的一系列新旧疫源地就构成了传染病的流行过程。疫源地是构成流行过程的基本单位,一旦疫源地被消灭,流行过程即告中断。

第五节 影响流行过程的因素

流行过程只有在一定的社会因素和自然因素的影响下才能发生和发展。而这些因素又是通过作用于传染源、传播途径及易感人群来影响流行过程。社会因素和自然因素都是由许多组成部分或因素综合而成的,因而对流行过程的影响是错综复杂的。

第六节 传染病预防和控制的策略

传染病的预防和控制应讲求策略和措施。研究传染病防制的策略与措施是预防、控制和消灭传染病的重要内容。我国传染病预防控制策略强调预防为主的方针。

第七节 传染病的预防措施

一、卫生检疫(简称检疫)

有国境卫生检疫、国内卫生检疫和疫区检疫之分。

二、防疫措施

防疫措施是指疫情出现后采取的防止传染病扩散、尽快平息的措施,即针对传染源、传播途径和易感人群三个环节所采取的措施。目的是使传染源无传染性,切断传播途径和保护易感人群。

(一)对传染源的措施

包括对病人、病原携带者和动物传染源的措施。

1. 对病人的措施 应做到早发现、早诊断、早报告、早隔离、早治疗。通过广泛开展卫生宣传活动,增长群众防病知识并提高其识别传染病的能力,并建立和健全医疗保健网,提高医务人员业务水平和责任感。开展人群普查、定期进行健康检查以及通过卫生检疫等形式都能早期发现传染病病人。在传染病诊断中,流行病学资料往往有助于早期诊断,如病人接触史、既往病史和预防接种史等。此外,年龄、职业和季节性特征往往对早期诊断也有重要参考价值。

1989 年国家颁布的《中华人民共和国传染病防治法》规定法定报告的病种分甲类、乙类和丙类，共计 39 种。

甲类传染病：鼠疫、霍乱。

乙类传染病：病毒性肝炎、细菌性和阿米巴性痢疾、伤寒和副伤寒、艾滋病、淋病、梅毒、脊髓灰质炎、麻疹、百日咳、白喉、流行性脑脊髓膜炎、猩红热、流行性出血热（现称肾综合征出血热）、狂犬病、钩端螺旋体病、布鲁杆菌病、炭疽、流行性乙型脑炎、疟疾、肺结核、新生儿破伤风、登革热、血吸虫病、传染性非典型肺炎、人感染高致病性禽流感、甲型 H1N1 流感。

丙类传染病：黑热病、丝虫病、包虫病、麻风病、流行性感冒、流行性腮腺炎、风疹、急性出血性结膜炎、除霍乱、痢疾、伤寒以外的感染性腹泻、流行性和地方性斑疹伤寒、手足口病。

国务院可以根据情况，增加或减少甲类传染病病种，并予以公布；国务院卫生行政部门可以根据情况，增加或减少乙类和丙类传染病病种，并予以公布。

已开通传染病网络直报系统的单位，在规定时间内使用该系统报告；未开通网络直报系统的单位，按相关要求通过传真、电话等方式尽快进行疫情报告，同时送（寄）出传染病报告卡至辖区疾病预防控制机构。根据疫情，当怀疑有传染病暴发流行的可能时，应依据《突发公共卫生事件应急条例》向上级卫生行政部门报告。

发现甲类传染病和乙类传染病中的肺炭疽、传染性非典型肺炎、脊髓灰质炎、人感染高致病性禽流感的病人或疑似病人等按照甲类管理的传染病时，或发现其他传染病和不明原因疾病暴发时，应于 2h 内将传染病报告卡通过网络直报系统报告；未实行网络直报的责任报告单位，应于 2h 内以最快的通讯方式向上级卫生行政部门报告，并于 2h 内寄送出传染病报告卡。

对其他乙、丙类传染病病人、疑似病人和规定报告的传染病病原携带者，在诊断后实行网络直报的责任报告单位应于 24h 内进行网络报告；未实行网络直报的责任报告单位应于 24h 内寄送出传染病报告卡。

做好传染病报告的订正工作，对漏报的传染病病人，应及时补报。

病人一经确定为传染病或可疑传染病，则按《中华人民共和国传染病防治法》的规定实行分类管理，即甲类传染病为强制管理，乙类传染病为严格管理，丙类传染病为监测管理。

2.对病原携带者的措施　对病原携带者应做好登记，并根据携带者的类型、携带病原的种类及其工作性质进行管理，且进行健康教育指导，督促他们自觉养成良好的卫生习惯和道德风尚；定期随访，经 2～3 次病原检查阴性时可解除管理。在食品行业、托幼机构等工作的病原携带者须暂时调离工作岗位。艾滋病、乙型肝炎和疟疾的病原携带者严禁作为献血员。

3.对接触者的措施　接触者是指曾接触传染源而有可能受感染者。接触者应接受检疫，检疫期限应自最后接触之日算起，相当于该传染病的最长潜伏期。具体措施包括①留验：即隔离观察，在指定场所限制活动范围，进行观察。对甲类传染病的接触者应进行留验。②医学观察：是对乙类和丙类传染病接触者实施的措施，接触者可正常工作、学习，但要接受体检、病原学检查和必要的卫生处理。③应急接种：对接种疫苗后产生免疫快、潜伏期长的传染病如麻疹等，可对接触者进行应急接种。④药物预防：对有特效药物防治的传染病，必要时可用药物预防。如抗疟药乙胺嘧啶预防疟疾；青霉素预防猩红热或流行性脑脊髓膜炎等。但切忌滥用药物预防。

4.对动物传染源的措施 对危害性大经济价值又不大的病畜或野生动物传染源应捕杀、焚烧或深埋,如患狂犬病的狗、患疯牛病和炭疽病的家畜。危害性不大但有经济价值的可以隔离治疗。此外,要做好家畜的预防接种和检疫工作。

(二)针对传播途径的措施

被传染源污染的环境,主要采取消毒、杀虫以及实施其他卫生措施,切断传播途径,从而有效控制传染病的传播。如肠道传染病主要由粪便污染环境传播,措施重点是对污染物品和环境进行消毒;呼吸道传染病主要通过空气污染环境传播,应加强环境通风换气和必要的空气消毒;虫媒传染病由媒介昆虫传播,措施重点是杀虫;经水传播传染病的措施重点为改善饮水卫生及个人防护。

消毒分预防性消毒和疫源地消毒两种。疫源地消毒又分为随时消毒和终末消毒两种(详见第八章)。

(三)针对易感人群的措施

通过提高机体非特异性免疫功能,保护易感人群,提高机体免疫力。

1.免疫预防 当发生传染病时,被动免疫是保护易感者,防止或减轻其感染发生的有效措施。如注射丙种球蛋白或胎盘球蛋白,对预防麻疹、甲型肝炎等有一定作用。在一定范围人群中可采取应急接种,以提高群体免疫力,防止大面积流行,如麻疹、白喉发生流行时可采取应急接种。但产生免疫慢的疫苗不适合在疫区进行应急接种,可在疫区外围尽早进行相应疫苗的补种或重点保护对象的补种,以便形成免疫屏障。

2.药物预防 某些传染病流行时,可给以针对该病原体的药物进行预防。但药物预防作用时间短,效果难保证,而且易产生耐药性,只作为对密切接触者的应急措施,而不要普遍投药。

3.个人防护 对可能暴露于传染病生物媒介的个体采用必要的防护措施,如戴口罩、穿防护袜裤,作业时涂抹防护油,应用蚊帐或驱避蚊虫药物;接触传染病的医护人员及实验室工作人员严格操作规程等都可起到一定的个人防护作用。

(四)传染病暴发、流行的紧急措施

根据《中华人民共和国传染病防治法》规定,在传染病暴发、流行时,除立即组织进行防制外,必要时,可采取下列紧急措施:①限制或停止集市、集会、影剧院演出或其他人群聚集活动;②停工、停业、停课;③临时征用房屋、交通工具;④封闭被传染源病原体污染的公共饮用水源等。当甲类、乙类传染病暴发、流行时划定疫区,应由县级以上地方政府决定。对甲类传染病疫区实行封锁,需经省、市、自治区政府决定。封锁疫区导致中断干线交通或者封锁国境,应由国务院决定。

第六章　预防接种

传染病的预防措施分为未出现疫情时的预防性措施和疫情出现后的防疫措施两方面。这里重点讲述传染病的预防性措施中的免疫预防(预防接种)。

第一节　免疫预防

传染病的预防性措施是指在未出现疫情时,针对可能存在病原体的环境、物品、动物、媒介昆虫等所采取的措施,或者对可能受病原体威胁的人群所采取的措施。其中重要的一项措施就是免疫预防。

一、免疫预防

免疫预防又称预防接种,是采用适宜途径将生物制品(特异性抗原或抗体)接种到人体内,使机体产生对传染病的自动或被动免疫力,以提高人群免疫水平,预防传染病的发生与流行。

(一)预防接种的种类

预防接种分为下列三种:

1.人工自动免疫　是指用病原微生物或其代谢产物制成的生物制品接种人体,使机体产生特异性免疫,它是免疫预防的主体。目前将人工自动免疫制剂统称为疫苗。

疫苗分为下列四大类:

(1)灭活疫苗　灭活疫苗是先对病毒或细菌培养,然后用加热或化学物质(通常是福尔马林)将其灭活。目前我国使用的灭活疫苗有百白破疫苗、流行性感冒疫苗、狂犬病疫苗等。优点是生产过程较简单,易于保存;缺点是免疫效果差,接种量大,要获得高而持久的免疫力,需要多次注射。类毒素疫苗是将细菌外毒素经甲醛脱毒,使其失去致病性而保留免疫原性的制剂,如白喉、破伤风类毒素等。

(2)减毒活疫苗　应用保留有免疫原性的减毒或无毒的病原生物所制成的一种疫苗。如麻疹、甲型肝炎、风疹、腮腺炎、脊髓灰质炎等都是减毒活疫苗。其优点是接种量小,接种次数少。但由于不加防腐剂,当被污染时杂菌易生长,故须冷冻保存,且保存期较短。

(3)亚单位疫苗　在大分子抗原携带的多种特异性的抗原决定簇中,只有少量抗原部位对保护性免疫应答起重要作用。通过化学分解或有控制性的蛋白质水解方法使天然蛋白质分离,提取细菌、病毒的特殊蛋白质结构,筛选出具有免疫活性的片段制成的疫苗,如A群脑膜炎球菌多糖疫苗、伤寒Vi多糖疫苗等。该类疫苗减少了全菌疫苗使用中所出现的不良反应;免疫效果及安全性高。但免疫原性较低,需与佐剂合用才能产生好的免疫效果,所以,若全菌(病毒)疫苗不存在严重不良反应,仍应以全菌(病毒)疫苗为首选。

(4)基因工程疫苗　是使用 DNA 重组生物技术,把病原体外壳蛋白质中能诱发机体免疫应答的天然或人工合成的遗传物质定向插入细菌、酵母或哺乳动物细胞中,使之充分表达,经纯化后而制得的疫苗。基因工程疫苗具有安全、有效、免疫应答长久、联合免疫易于实现等优点。

2.人工被动免疫　采用人工方法向机体输入由他人或动物产生的免疫效应物,如免疫血清、淋巴因子等,使机体立即获得免疫力,达到防治某种疾病的目的。这种免疫产生作用快,输入后立即发生作用。但免疫作用维持时间较短,一般只有 2~3 周。主要用于治疗和应急预防。常用的制剂有免疫血清和免疫球蛋白。

3.被动自动免疫　只是在有疫情时用于保护婴幼儿及体弱接触者的一种免疫方法。其兼有被动及自动免疫的优点,但只能用于少数传染病。如在注射白喉或破伤风抗毒素的同时也进行白喉或破伤风类毒素接种,或者注射乙型肝炎免疫球蛋白的同时接种乙型肝炎疫苗,使机体在迅速获得保护的同时也产生较持久的免疫力。

(二)疫苗种类

第一类疫苗:是指政府免费向公民提供,公民应当依照政府的规定受种的疫苗,包括国家免疫规划确定的疫苗,省、自治区、直辖市人民政府在执行国家免疫规划时增加的疫苗,以及县级以上人民政府或者其卫生主管部门组织的应急接种或者群体性预防接种所使用的疫苗。第一类疫苗包括计划免疫疫苗。

第二类疫苗:是指由公民自费并且自愿受种的其他疫苗。非计划免疫疫苗,包括水痘疫苗等。

二、预防接种的实施

1.计划免疫　即根据传染病疫情监测结果和人群免疫水平的分析,按照科学的免疫程序,有计划地使用疫苗对特定人群进行预防接种,最终达到控制和消灭相应传染病的目的。

儿童基础免疫程序的内容包括初次免疫起始月龄、全程免疫次数及其间隔时间、加强免疫的年龄和联合免疫等。免疫程序的设计应根据传染病的流行病学特征、疫苗本身的生物学特性及其免疫效果、人群的免疫应答能力和实施免疫预防的具体条件来制订。目前我国的儿童基础免疫程序见表 6-1,省级增加的国家免疫规划疫苗的免疫程序如表 6-2 所示。

2.正确的接种剂量和接种途径是保证免疫成功的关键。预防接种途径可分为口服、气雾、注射(包括肌肉、皮内、皮下)和划痕等。如果接种途径和接种剂量不当,不仅会影响免疫效果,甚至会造成接种事故。因此,在进行现场接种前应详细阅读疫苗使用说明书,严格按照要求执行。

3.重点免疫　只在重点人群、重点地区或特殊情况下才进行预防接种。如对环境卫生清洁人员、食品从业人员等进行伤寒疫苗接种,对皮毛加工、屠宰及畜牧兽医人员接种炭疽和布鲁菌疫苗等。

4.应急接种　是对发生传染病流行地区的易感接触者所采取的预防接种,可在短时间内提高易感人群的免疫水平,起到控制或终止传染病传播蔓延的作用。

表6-1　我国的儿童基础免疫程序

年龄	卡介苗	脊髓灰质炎活疫苗	百白破混合制剂	麻疹疫苗	乙型肝炎疫苗
出生	初种				1次
1月龄					2次
2月龄		1次			
3月龄		2次	1次		
4月龄		3次	2次		
5月龄			3次		
6月龄					3次
8月龄				初种	
1.5~2周岁			加强	复种	
4岁		加强			
6岁			白破加强	驾驶	

注：①基础免疫要求在12月龄内完成。②免疫程序所列各种疫苗第1剂的接种时间为最小免疫起始月龄。③脊髓灰质炎活疫苗、百白破疫苗各剂次的间隔时间应≥28d。④乙肝疫苗第1剂在新生儿出生后24h内尽早接种，第2剂在第1剂接种后1个月接种，第3剂在第1剂接种后6个月(5~8月龄)接种。第1剂和第2剂间隔应≥28d。第2剂和第3剂的间隔应≥60d。

表6-2　目前省级增加的国家免疫规划疫苗的免疫程序

疫苗	年(月)龄				
	8月	6~18月	18~24月	3岁	6岁
乙脑灭活疫苗	第1、2剂		第3剂*		第4剂*
乙脑减毒活疫苗	第1剂		第2剂*		第3剂*
A群流脑疫苗		第1、2剂		第3剂*	第4剂*

* 为加强免疫。

注：①乙脑灭活疫苗注射4剂，第1、2剂为基础免疫，2剂次间隔7~10d，第3、4剂为加强免疫。②乙脑减毒活疫苗注射3剂，第1剂为基础免疫，第2、3剂为加强免疫。③A群流脑疫苗注射4剂，第1、2剂为基础免疫，2剂次间隔时间不少于3个月；第3、4剂为加强免疫，3岁时接种第3剂，与第2剂接种间隔时间不得少于1年；6岁时接种第4剂，与第3剂接种间隔时间不得少于3年。

5."冷链"就是各种疫苗从生产单位发出，经冷藏保存并逐级冷藏运输到基层卫生机构，直到进行接种，全部过程都按疫苗保冷要求妥善冷藏，以保持疫苗的合理效价不受损害。冷链的配套设施包括贮存疫苗的低温冷库、普通冷库、运送疫苗专用冷藏车、冰箱和冷藏包等。

三、预防接种反应

预防接种反应指疫苗等生物制品对机体是一种异物，经接种后刺激机体产生一系列的生理、病理及免疫反应。预防接种反应极少见，且大多是轻微的，大体分为以下两类：

1.一般反应　接种后24h内接种部位有局部红、肿、热、痛等炎症反应，有时附近淋巴结肿痛。可能同时伴有体温升高、头昏、恶心、呕吐等全身反应。

一般反应是正常免疫反应，不需进行任何处理，经适当休息即可自愈。倘若反应强烈也仅需对症治疗。

2.异常反应　少数人在接种后出现并发症，如晕厥、过敏性休克、变态反应性脑脊髓膜炎、过敏性皮炎、血管神经性水肿等，应及时发现，对症治疗和抢救，并注意收集材料，进行分析判断和上报。

生物制品质量不合格或消毒及无菌操作不严格或接种技术（部位、剂量、途径）错误可引起接种事故，要注意与接种反应区分。

四、预防接种效果评价

预防接种效果可从免疫学效果和流行病学效果两方面进行评价。

1.免疫学效果　通过测定预防接种后人群抗体阳转率、抗体几何平均滴度和抗体持续时间来评价疫苗的免疫学效果。

2.流行病学效果　实验室检测的免疫学效果虽然是重要指标之一，但最为直接和可靠的指标是流行病学效果，即疫苗对人群的实际保护效果。常用指标为保护率、效果指数。

(1)保护率

$$保护率 = \frac{对照组发病率 - 试验组发病率}{对照组发病率} \times 100\%$$

(2)效果指数

$$效果指数 = \frac{对照组发病率}{试验组发病率}$$

第二节　预防接种工作要求

一、预防接种前的准备工作

(一)确定受种对象

根据国家免疫规划疫苗规定的免疫程序，确定受种对象。

1.受种对象　包括本次应种者、上次漏种者和流动人口等特殊人群中的未受种者。

2.清理接种卡(簿)　根据接种记录核实受种对象。预防接种证、卡(簿)按照受种者的居住地实行属地化管理。

3.主动搜索流动人口和计划外生育儿童中的受种对象，与本地儿童同样管理。

4.通知儿童家长或其监护人　采取预约、通知单、电话、口头、广播通知等适当方式，告知儿童家长或其监护人接种疫苗的种类、时间、地点和相关要求。

国家对儿童实行预防接种证制度。接种单位必须按规定为适龄儿童建立预防接种证，作为儿童预防接种的凭证、记录和证明；同时，做好其他适龄人群预防接种的记录工作。

(二)领取疫苗

1.受种人数　根据各种疫苗受种人数计算领取疫苗数量。

2.准备注射器材　按受种对象人次数的1.1倍准备注射器材，检查包装是否完好并在有效期内使用。

3.准备药品、器械　准备75%乙醇、95%乙醇、镊子、棉球杯、无菌干棉球或棉签、治疗盘、体温表、听诊器、压舌板、血压计、1：1000肾上腺素、自毁型注射器回收用安全盒及污物桶等。

(三)社区预防接种门诊要求

1.接种场所室外要设有醒目的标志,室内宽敞清洁、光线明亮、通风保暖,并准备好接种工作台、坐凳以及提供儿童和家长休息、等候的条件。

2.接种门诊与医院的病房、门诊用房分开,避免交叉感染。

3.接种场所应当按照登记、健康咨询、接种、记录、观察等内容进行合理分区,确保接种工作有序进行。冷链室和资料档案室等各室根据实际情况合理布局。设有专门的工作区或接种工作台,做到一苗一台,并有醒目的标志。

(四)核实受种对象

1.接种工作人员应查验儿童预防接种证、卡,核对受种者姓名、性别、出生年、月、日及接种记录,确认是否为本次受种对象、接种疫苗的品种。

2.不属于本次的受种者,向儿童家长或其监护人做好说服解释工作。

3.因有接种禁忌而不能接种的受种者,医疗卫生人员应当对受种者或其监护人提出医学建议,并在接种卡(薄)和接种证上记录。

二、接种前告知和健康状况询问

1.接种工作人员在实施接种前,应当告知受种者或其监护人所接种疫苗的品种、作用、禁忌、不良反应以及注意事项。告知可采取口头或文字方式。

2.接种工作人员在实施接种前,应询问受种者的健康状况以及是否有接种禁忌等情况,并如实记录告知和询问情况。

3.自费选择接种第一类疫苗的同品种疫苗的第二类疫苗,应有家长信/知情同意书。

4.健康状况以及是否有接种禁忌,应有书面记录。

三、接种现场疫苗管理

1.疫苗需冷藏。

2.核对接种疫苗的品种,检查疫苗外观质量。凡过期、变色、污染、发霉、有摇不散凝块或异物,无标签或标签不清,安瓶有裂纹的疫苗一律不得使用。

3.冻结过的百白破疫苗、乙肝疫苗不得使用。

四、疫苗准备

查验疫苗是否在有效期内,如果超过有效期,或标签丢失,应废弃疫苗。

1.注射剂型疫苗的使用

(1)安瓶弹至底部,75%乙醇消毒安瓶颈部后,消毒干棉球/纱布包住颈部掰开。

(2)注射器针头斜面向下插入安瓶的液面下,吸取疫苗。

(3)吸取疫苗后,将注射器的针头向上,排空注射器内的气泡,直至针头上有一小滴疫苗出现为止。

2.使用含有吸附剂的疫苗前,应当充分摇匀。

3.使用冻干疫苗时,用注射器抽取稀释液,沿安瓶内壁缓慢注入,轻轻摇荡,使疫苗充分溶解,避免出现泡沫。

4.安瓿启开后，未用完的疫苗盖上无菌干棉球冷藏。活疫苗超过半小时、灭活疫苗超过1h未用完，应将疫苗废弃。

5.冰排溶化后，应及时更换；在接种门诊，下班前应将未开启的疫苗存入冰箱冷藏室内。

五、注意事项

确保使用的是生产厂家提供的稀释液，确保稀释液和疫苗是相同的温度。如果稀释液温度过高，可以先放入冰箱使之冷却至疫苗相同的温度。

1.开启疫苗和稀释液的瓶盖。

2.对于锡林瓶不要拔开胶塞。

3.消毒。

4.用生产厂家提供的稀释液进行稀释。

5.用稀释注射器抽取稀释液。

6.将针头插入疫苗瓶中。

7.将稀释液注入冻干疫苗瓶中。

8.把稀释用注射器放入安全盒中。

9.接种后，将注射器直接放入安全盒中。

10.不要回盖针帽，以免针刺伤。

六、接种操作

1.确定接种部位　接种部位要避开疤痕、炎症、硬结和皮肤病变处。常用疫苗的接种部位、途径和剂量见表6-3。

表6-3　常用疫苗的接种部位、途径和剂量

疫　苗	接种部位	接种途径	接种剂量/剂次
乙肝疫苗	上臂外侧三角肌中部	肌内注射	酵母苗16岁以下 5μg/0.5ml，CHO苗10μg/1ml、20μg/1ml*
卡介苗	上臂外侧三角肌中部附着处	皮内注射	0.1ml
脊灰疫苗		口服	1粒
百白破疫苗	上臂外侧三角肌附着处或臀部	肌内注射	0.5ml
白破疫苗	上臂外侧三角肌附着处	肌内注射	0.5ml
麻疹疫苗	上臂外侧三角肌下缘附着处	皮下注射	0.5ml
乙脑疫苗	上臂外侧三角肌下缘附着处	皮下注射	0.5ml
A群流脑疫苗	上臂外侧三角肌下缘附着处	皮下注射	30μg/0.5ml
A+C流脑疫苗	上臂外侧三角肌下缘附着处	皮下注射	100μg/0.5ml
风疹疫苗	上臂外侧三角肌下缘附着处	皮下注射	0.5ml

* 母婴阻断的新生儿使用CHO疫苗为20μg/1ml。

2.消毒方法　用灭菌镊子夹取75%乙醇棉球或用无菌棉签蘸75%乙醇，由内向外螺旋

式对接种部位皮肤进行消毒,涂擦直径≥5cm,待凉干后立即接种。禁用2%碘酊进行皮肤消毒。

3.安全注射　接种前方可打开或取出注射器具;在注射过程中防止被针头误伤;注射完毕后不得回套针帽。

七、接种记录、观察与预约

1.卡上登记　接种后及时在预防接种证、卡(簿)或计算机上记录所接种疫苗的年、月、日及批号。接种记录书写工整,不得用其他符号代替。

2.现场观察　告知家长或监护人,受种者在接种后留在接种现场观察15~30min。如出现预防接种异常反应,及时处理和报告。

3.预约下次接种　与儿童家长或其监护人预约下次接种疫苗的种类、时间和地点。

4.首针接种登记卡　负责新生儿接生的单位在接种第1剂乙肝疫苗后,应当填写首剂乙肝疫苗接种登记卡,同时告知家长在1个月内到居住地的接种单位建证、建卡,并按免疫程序完成第2、3剂乙肝疫苗接种。

八、接种后的工作

1.清洁冷藏容器。

2.清理器材　使用后的自毁型注射器、一次性注射器及其他医疗废物严格按照《医疗废物处理条例》的规定处理,实行入户接种时将所有医疗废物带回集中处理。

3.处理剩余疫苗　废弃已开瓶的疫苗;冷藏容器内未打开的疫苗做好标记,放冰箱保存,于有效期内在下次接种时首先使用;清理核对接种通知单和预防接种卡(簿),及时上卡,确定需补种的人数和名单,下次接种前补发通知。

第三节　几种常见疫苗简介

一、卡介苗

(一)接种技术

1.接种部位　上臂外侧三角肌中部附着处。

2.接种深度　皮内注射。

3.接种剂量　0.1ml。

(二)接种反应处理原则

1.一般反应　不需处理。但要注意局部清洁,避免接触水或用手挠抓,以防止继发感染。

2.加重反应　无菌性脓肿。

(1)注射局部先有较大红晕,2~3周后接种部位出现大小不等的硬结、肿胀、疼痛。

(2)炎症表现并不剧烈,可持续数周至数月。轻者可在原注射针眼处流出略带粉红色的稀薄脓液;较重者可形成溃疡,溃疡呈暗红色,周围皮肤呈紫红色。

(3)溃疡未破溃前,有波动感。轻者经数周至数月可自行吸收。严重者破溃排脓,创口和创面长期不能愈合,有时表面虽然愈合,但深部仍在溃烂,形成脓腔,甚至经久不愈。

3.加重反应——处理原则

(1)干热敷以促进局部脓肿吸收,每日 2～3 次,每次 15min 左右。

(2)脓肿未破溃前可用注射器抽取脓液,并可注入适量抗生素。不宜切开排脓,以防细菌感染或久不愈合。

(3)脓肿如已破溃或发生潜行性脓肿且已形成空腔需切开排脓,必要时还需扩创,将坏死组织剔除。

(4)有继发感染时,先根据以往经验选用抗生素,然后对分泌物进行细菌培养,按照药敏培养实验结果,选用敏感的抗生素;换药时用 3％硼酸溶液冲洗伤口,引流通畅。

(三)接种注意事项

1.卡介苗的保存应有专人负责,不能与其他疫苗、药物混放。

2.使用前核对品名、批号和失效期。如无标签、已过有效期、安瓿破裂或者有摇不散的颗粒均应放弃。

3.卡介苗皮内接种剂量要准确,严禁皮下或肌肉注射,防止引起经久不愈的深部寒性脓疡。

4.接种时要检查局部有无其他制品的后期反应。如有硬结缓种。接种含有吸附剂的制品后 4 周内同臂不能接种卡介苗。

5.使用时卡介苗应注意避光。注射时应备用 1∶1000 肾上腺素。

6.凡患有结核病、急性传染病、肾炎、心脏病、湿疹、免疫缺陷病或其他皮肤病者均不予接种。

(四)卡介苗接种差错——不良事件

1.原因

(1)皮内注射用卡介苗(BCG)深入皮下或肌肉内,超量接种;

(2)和乙肝疫苗接种同一部位;

(3)错将卡介苗当乙肝疫苗接种(1 支)。

2.表现

(1)皮内 BCG 误种皮下,大部分儿童可发生局部的严重反应,先出现硬结,日渐扩大,局部无红、肿、热、痛感觉,约 1 个月后在结节中心开始软化,形成溃疡穿孔,溃疡向其他方向延伸,渐呈窦道或瘘管。病程较长,最长达 6 个月至 1 年以上。如 BCG 误注入肌肉内,则在肌肉深部形成寒性脓肿。

(2)伴有全身症状,主要是体温升高,低热者较多见,大部分在 37.8～38.5℃,同时伴有乏力、烦躁不安、食欲减退等症状。

3.处理原则——局部治疗

方法是用异烟肼 50mg 加于 0.5％普鲁卡因溶液于注射局部做环状封闭,每日 1 次,连续 3 次后改每 3 日 1 次,共 3 次,再每周 1 次,共 3 次,共计 8～10 次。可使局部不发生溃疡或淋巴结肿大等。

(五)卡介苗溅入眼内

卡介苗是由结核菌制成的活疫苗,若将其溅入眼内,就等于将卡介苗接种在眼睛里,同接种在皮内一样,经过一段时间局部就会发生免疫反应,出现红肿、化脓、结痂,形成疤痕,很可能造成眼睛失明。应避免卡介苗溅入眼内。

若一旦溅入眼内,应立即用清洁的冷水,最好用生理盐水或冷开水反复多次冲洗,切忌用手或其他织品揉擦,经冲洗后再用新配制的 0.5% 链霉素滴眼,每 1~2h 1 次,以后可酌情减少,连滴 2~3d,对链霉素过敏者可改用红霉素眼药水或眼膏,每日 3~4 次,连用 2~3d。

二、乙肝疫苗

(一)接种技术

1. 接种部位　上臂外侧三角肌中部。

2. 接种深度　肌内注射。

3. 接种剂量　酵母苗 16 岁以下 5μg/0.5ml,CHO 苗 10μg/1ml、20μg/1ml。

(二)免疫程序

全程接种 3 针,接种时间为 0、1、6 个月,即第 1 针在出生后 24h 内尽早接种;第 2 针在第 1 针接种后 1 个月接种(1~2 月龄);第 3 针在第 1 针接种后满 6 个月(5~8 月龄)接种。如果出生后满 24h 内未能及时接种,仍尽快补种。第 2 针和第 1 针间隔不得少于 1 个月。如第 2 针滞后时间较长,第 3 针与第 2 针间隔不得少于 2 个月。

(三)免疫效果

规定全程后 1 个月(第 7 个月)查抗体。

接种乙型肝炎疫苗后有抗体应答者的保护效果一般至少可持续 12 年,因此,一般人群不需要进行抗-HBs 监测或加强免疫。但对高危人群可进行抗-HBs 监测,如抗-HBs <10mIU/ml,可给予加强免疫。

(四)加强免疫问题

1. 儿童　婴幼儿时期完整地打过三针程序,不再加强。

2. 高危人群　如医务人员、经常接触血液的人员、托幼结构工作人员、器官移植患者、经常接触输血或血液制品者、免疫功能低下者、易发生外伤者、HBsAg 阳性者的家庭成员、男性同性恋或有多个性伴侣和静脉内吸毒者等。

(五)意外暴露 HBV 后预防

在意外接触 HBV 感染者的血液和体液后,按照以下方法处理:

1. 血清学检测　应立即检测 HBsAg、抗-HBs、ALT 等,并在 3 和 6 个月内复查。

2. 主动和被动免疫　如已接种过乙型肝炎疫苗,且已知抗-HBs≥100mIU/ml 者,可不进行特殊处理。如未接种过乙型肝炎疫苗,或虽接种过乙型肝炎疫苗,但抗-HBs<100mIU/ml 者或抗-HBs 水平不详,应立即注射 HBIG 200~400IU,并同时在不同部位接种一针乙型肝炎疫苗(20μg),于 1 和 6 个月后分别接种第 2 和第 3 针乙型肝炎疫苗(各 20μg)。

三、脊髓灰质炎疫苗

(一)接种技术

1. 口服疫苗。

2. 2,3,4 月时各服 1 粒,4 岁时加强。

3. 接种门诊准备好一次性小勺及水,现场口服,禁止家长或监护人带回家,避免疫苗衍生性病例的产生。

四、百白破三联疫苗

(一)接种技术

1.接种部位　上臂外侧三角肌附着处或臀部。

2.接种深度　肌内注射。

3.接种剂量　0.5ml。

(二)DPT接种副反应

1.全身反应　体温升高,10～16h达高峰,有时24～48h达高峰,儿童有时表现哭闹不止,烦躁不安,嗜睡,个别恶心呕吐等消化道症状。

处理原则:对症治疗,降温、镇静或使用抗过敏药。

2.局部反应　一般发生在10h后,表现为红肿、疼痛、发痒,1～2d内消失;出现硬结,大多数人10d内消失,少数人数日内消失。

处理原则:常用热敷、土豆片敷,再次注射时避开硬结。

3.加重反应　在皮肤表面,出现2cm左右的炎症浸润,隆起,形成硬性红肿,硬结形状各异,大小不等,最多直径可达4cm,轻微压痛。10d后局部开始松软,表皮转成暗紫色。

接种的部位引起无菌性化脓,主要是含有氢氧化铝难以吸收,与疫苗接种时未摇匀、个体差异有一定的关系。

(1)接种人员引起的原因

①不能正确掌握接种技术,使用疫苗前未能充分摇匀;

②注射部位不准确,深度不够;

③在同一部位重复注射,未避开硬结;

④针次增加。

(2)疫苗引起的原因

①与百日咳菌苗的内毒素有关,抗原引发毒性反应(无细胞百白破)。

②破伤风、白喉类毒素引起的过敏反应。

4.无菌性化脓的处理原则　同卡介苗无菌性脓肿的处理原则。

无菌抽脓,避免切开,防止感染,换无细胞百白破或换注射部位。

五、麻疹疫苗

(一)接种技术

1.接种部位　上臂外侧三角肌下缘附着处。

2.接种方式　皮下注射。

3.接种剂量　0.5ml。

(二)接种程序

8个月,1.5～2岁,6岁。

(三)疫苗的血清学效果

注射1周后产生抗体,1个月以上达高峰,阳转95％,经15年观察80％以上尚可测到抗体。

(四)应急接种效果

当麻疹野病毒感染时,潜伏期约 10～14d,接种后抗体产生的时间比感染后抗体产生的时间短,接种疫苗是最好的应急措施。

(五)麻疹疫苗——常见的异常反应

1.过敏反应 疫苗内含有鸡胚细胞和小牛血清,对鸡蛋过敏者慎重。

2.过敏休克 少见。

3.过敏皮疹 10h 后出现,可表现为麻疹样、猩红热样。

第四节 预防接种工作的管理

一、资料管理

1.儿童预防接种证、卡(簿)的建立 国家对儿童实行预防接种证制度。接种单位必须按规定为适龄儿童建立预防接种证,作为儿童预防接种的凭证、记录和证明;同时,做好其他适龄人群预防接种的记录工作。

2.居住地实行属地化管理 在儿童出生后 1 个月内,其监护人应当到儿童居住地的承担预防接种工作的接种单位为其办理预防接种证。未按时建立预防接种证或预防接种证遗失者应及时到接种单位补办。

3.户籍在外地的适龄儿童寄居当地时间在 3 个月及以上,由现寄居地接种单位及时建立预防接种卡(簿)。

4.转出和转入证明 儿童迁移时,原接种单位应将儿童既往预防接种史的证明交给儿童家长或其监护人,转入迁入地接种单位。

5.半年核查整理预防接种卡(簿) 剔出迁出、死亡或失去联系 1 年以上的卡片,书面记录,并由接种单位另行妥善保管。

6.建立入托、入学查验接种证制度 发现未按照国家免疫规划受种的儿童,应会同托幼机构、学校督促其监护人在儿童入托、入学后及时到接种单位补种。

7.保管 接种证由儿童监护人保管;接种卡(簿)由接种单位保管,保管期限应在儿童满 7 周岁后再保存不少于 15 年。

二、流动儿童预防接种管理

1.定义 指户籍在外县、在暂居地居住满 3 个月的≤7 周岁儿童。

2.实行现居住地管理 流动人口和计划外生育儿童与本地儿童享有同样的权利。

3.主动搜索单独的卡(簿)管理。

4.书面记录 外地儿童的接种资料,儿童外出、返回时间,转卡记录。

三、疫苗管理

1.疫苗应按品种、批号分类码放。

2.疫苗储存和运输的温度要求 乙肝疫苗、卡介苗、百白破疫苗、白破疫苗、乙脑灭活疫苗、A群流脑疫苗、A+C群流脑疫苗在2～8℃条件下运输和避光储存。脊灰疫苗、麻疹疫苗、乙脑减毒活疫苗、风疹疫苗在－20～8℃的条件下运输和避光储存。

四、疫苗的领取与登记

1.购进、分发、供应疫苗记录。

2.记录应当保存至超过疫苗有效期2年以备查。

3.经常核对疫苗进出情况,日清月结,每半年盘查1次,做到账、苗相符。

五、冷链管理

乡级:普通冰箱、低温冰箱、冷藏箱、冷藏包、冰排。接种单位:普通冰箱或/和冷藏包、冰排。[对所使用冷链设备运转状态进行监测。]

(一)冰箱

1.冰箱内储存的疫苗要摆放整齐,疫苗与箱壁、疫苗与疫苗之间应留有1～2cm的空隙,并按品名和有效期分类摆放。

2.冰箱门因经常开启,温度变化较大,门内搁架不宜放置疫苗。

3.每天记录冰箱内的温度及其运转情况。每台冰箱应配有温度监测记录表,每天记录冰箱内的温度及其运转情况。

4.使用冰衬冰箱储存疫苗时,注意应将卡介苗、脊灰疫苗和麻疹疫苗存放在底部,并将百白破疫苗、白破疫苗和乙肝疫苗放在接近冰箱顶部,不可将冷藏保存的疫苗放在距冰箱底部15cm内的地方,以免冻结。

(二)冷藏箱和冷藏包

1.运送和储存疫苗时,冷藏箱(包)内应按照要求放置冻制好的冰排。疫苗安瓿不能直接与冰排接触,防止冻结。

2.运送和储存疫苗时,在冷藏箱(包)的底层垫上纱布或纸,吸水和防止疫苗破碎。

3.每次使用后,应清洗擦干后保存。

(三)冰排

1.冻制冰排程序 冰排内注入清洁水,注水量为冰排容积的90%。注水后冰排直立放置在低温冰箱或普通冰箱的冷冻室,冻制时间应不少于24h。

2.冰排与低温冰箱箱壁之间留有3～5cm的间隙。

3.合格冰排 冰排应在低温条件下冻制至结露("出汗")状态后,放入冷藏箱(包)内。

4.每次冷链运转结束后,应将冷藏箱(包)内冰排的水倒出,清洗干净、晾干后与冷藏箱(包)分开存放。

第七章　慢性非传染性疾病防制

第一节　慢性非传染性疾病及其危害

一、基本概念

慢性非传染性疾病指以生活与行为方式、职业和环境危险因素为主引起的肿瘤、心血管疾病、糖尿病、慢性阻塞性肺疾患、精神疾病等为代表，具有病程长、病因复杂、健康损害和社会危害严重，迁延性、无自愈性和很少治愈性等特点的一大类疾病。从广义上讲，是指由于不良的生活习惯、长期紧张疲劳、环境污染物暴露、忽视自我保健和心理平衡逐渐积累而发生的疾病。该类疾病一般无传染性，但某些慢性非传染性疾病的发生可能与传染因子有关或由慢性传染性疾病演变而成，如肝癌可由慢性活动性乙型病毒性肝炎转化而成。另外，有些非传染性疾病如自杀、车祸、中暑等，可以突然发生，病程短，不属于慢性非传染性疾病。

二、包含范围

慢性非传染性疾病在不同时期，不同国家，其包含范围可以有所变化。就我国目前而言，主要包含范围为：

1. 肿瘤疾病　主要包括肺癌、肝癌、胃癌、食管癌、结肠癌等。
2. 心脑血管疾病　主要包括冠心病、高血压、血脂紊乱、心脏和脑血管病、风心病等。
3. 慢性阻塞性肺疾患　主要包括慢性支气管炎、哮喘、支气管扩张、肺气肿、肺心病等。
4. 代谢性疾病　主要包括糖尿病、肥胖等。糖尿病包括胰岛素依赖型糖尿病(1型)和非胰岛素依赖型糖尿病(2型)。
5. 精神疾病　主要包括精神分裂症、精神发育迟缓、神经症(焦虑、强迫、抑郁)、老年痴呆症、情感性精神病、反应性精神病等。
6. 其他　职业性疾病、遗传性疾病、出生缺陷、口腔疾病等。

三、慢性非传染性疾病的危害

慢性非传染性疾病的危害主要是指其健康危害和疾病负担。每年全世界约60％的死亡和43％的疾病负担由慢性病造成，随着人群死亡率的下降和平均期望寿命的延长，慢性病病因的累积进一步增强，慢性病发病死亡呈上升趋势，已成为重要的公共卫生问题，引起一系列的危害，成为疾病负担的主要原因，严重威胁着劳动力人口的健康，是造成医疗费用上涨的主要原因。

(一)死亡率高

据世界卫生组织研究报告,慢性非传染性疾病是城乡居民的主要死因,在全球范围内,2001年慢性非传染性疾病约占总死亡人数5560万的60%,而且这种趋势还在增加,预测到2020年,慢性非传染性疾病的死亡将占总死亡人数的75%,其中71%的缺血性心脏病,75%的脑卒中、70%的糖尿病死亡将发生在发展中国家。我国慢性非传染性疾病死亡人数占总死亡人数的比例,20世纪70年代为60%,90年代达80%以上,平均每天有1.3万人死于慢性非传染性疾病。心脑血管疾病是我国首位的死亡原因,占人口总死亡率的40%,每24秒就有一人死于心脑血管疾病。在我国城市地区死亡率依次为恶性肿瘤135.59/10万,脑血管病111.01/10万,心脏病95.77/10万;农村地区依次为脑血管病112.60/10万,恶性肿瘤105.36/10万,心脏病77.72/10万。按照这些死亡率和城乡人口估计的每年死亡人数:恶性肿瘤150万,脑血管病145万,心脏病108万。1999年与1990年相比,城市糖尿病死亡率增加89%,农村增加71%。针对2004年至2005年间我国城乡居民的死亡人数及死因构成等进行的第三次全国居民死因调查表明,慢性非传染性疾病已成为我国城乡居民死亡的主要病因,其死亡率占总死亡率的比例已从20世纪90年代初的76.5%上升到82.5%。

(二)致残率高

1998年调查资料表明,城市居民残障率达16.79‰(大城市达18.92‰),中重度残障率占54.8%。而在行走和起居方面中重度失能占50%以上。城乡老年人口比例迅速增加,慢性非传染性疾病患病率日益增高,尤其是心脑血管疾病、糖尿病、肿瘤是造成失能、残障的主要原因。例如,糖尿病患者比非糖尿病患者发生冠心病、脑卒中、尿毒症、失明的可能性分别是3倍、4~10倍、17倍、25倍。糖尿病发病后10年,有30%~40%的患者至少会发生一种并发症。神经病变患病率在糖尿病病程为5年、10年、20年后分别可达到30%~40%、60%~70%和90%。视网膜病变在糖尿病病程为10年和15年后,有40%~50%和70%~80%的患者并发该病。大约有10%的患者在起病15年后会发展成严重的视力损伤,而2%的患者将完全失明。青年期发病的糖尿病患者到50岁时有40%发展为严重的肾病,需要血液透析和肾移植。我国每年死于高血压并发症者在150万人以上,致残人数超百万。

(三)负担重

慢性非传染性疾病通常为终身性疾患,病痛、伤残和昂贵的医疗费用不仅严重影响患者的生活质量,而且带来不堪重负的社会和经济负担。2002年世界卫生组织研究报告显示,慢性非传染性疾病导致了45.9%的全球疾病负担,而中国已达到60%以上。我国的慢性非传染性疾病造成卫生服务需求和利用增加,医疗费用迅速攀升,对宏观经济形成重压,是今后我国居民主要疾病负担。且我国慢性非传染性疾病出现了年轻化的趋势,85%的慢性病患者为14~64岁之间的青壮年劳动力人口。

第二节　慢性非传染性疾病的病因、影响因素和流行特征

一、慢性非传染性疾病致病的主要危险因素

(一)吸烟

烟草燃烧时产生的气体中含有千余种物质成分,其中绝大部分对人体健康有害,能致癌(肺癌、喉癌、食道癌、膀胱癌、胃癌、口腔癌、胰腺癌等),引起慢性支气管炎、肺气肿、肺心病、高血压、冠心病和脑卒中等许多疾病。

(二)饮酒

饮酒与很多癌症、肝脏疾患、心血管疾病有关。据报告,每天饮 6 次酒比饮 3 次酒者癌症会有 60% 超额发病;在大量饮酒的人群中,肝癌的死亡率可增加 50%;在中度严重饮酒者中,高血压的患病率远高于正常人群;酗酒可以增加脑出血的危险性。

(三)不合理膳食

慢性非传染性疾病的发生和人们的膳食方式与结构有很大关系:①食物中脂肪过多,与心血管疾病和癌症的发生有密切关系。在癌症中,主要与乳腺癌、结肠癌和前列腺癌有关。②维生素缺乏可以引发很多慢性非传染性疾病。食物中维生素 A 含量低,与乳腺癌、肺癌、胃癌、肠癌以及皮肤癌、膀胱癌的多发有关。③食物中纤维素的含量与肠道肿瘤的发病有关,摄入量不足,结肠癌、直肠癌等发病增高。膳食因素中与慢性非传染性疾病发生有关的因素还有微量元素、食盐、食物的加工与烹调及进食方式等。

(四)肥胖与超重

肥胖与超重可以引起很多疾病,如冠心病、高血压、脑卒中、2 型糖尿病等。在超重者中,高血压的患病率是正常体重者的 2~6 倍。在癌症中,与超重密切有关的为停经后的乳腺癌、子宫内膜癌、膀胱癌与肾癌。

(五)缺少体力活动

缺乏体力活动是慢性病主要危险因素之一,其与冠心病、高血压、脑卒中、糖尿病、多种癌症、骨质疏松等发生有关。

(六)病原体感染

流行病学研究发现,约有 15%~20% 的癌症与病原体感染,特别是病毒的感染有关。与恶性肿瘤关系密切的有:幽门螺杆菌感染与胃癌;HBV 与原发性肝细胞癌;人乳头瘤状病毒(HPV)与宫颈癌;EB 病毒与各种 B 淋巴细胞恶性肿瘤、鼻咽癌;HIV 与非何杰金氏淋巴瘤等。

(七)不良的心理社会因素

心理、精神和社会因素对慢性病发生也有很大影响。长期压抑和不满,过于强烈的忧郁、悲哀、恐惧、愤怒,遭受巨大心理打击而不能及时自拔都容易诱发癌症。

(八)遗传与基因因素

几乎所有的慢性病都有遗传因素的参与。很多研究证实:遗传因素是癌症、心脑血管病、糖尿病、慢性阻塞性肺疾患、精神疾病的重要危险因素。

慢性非传染性疾病的发生不是单个因素引起,往往是多个危险因素综合作用的结果。而多个因素的作用,常常不是单个因素各作用的简单相加,存在多个危险因素之间的交互作用和协同作用。

二、慢性非传染性疾病的影响因素

影响慢性非传染性疾病的发生因素为环境因素和机体因素。

(一)环境因素

广义的环境泛指人类机体以外的一切因素,包括人类社会及其生活习惯等。估计人类恶性肿瘤的病因有80%～90%来自环境。

1. 物理因素　以电离辐射最为重要。其次如紫外线、慢性灼伤、机械性和外伤性刺激等等。

2. 化学因素　目前已发现的化学致癌物有数千种,根据其对人及动物的致癌试验结果,可将化学致癌物分为三类:

(1)确认致癌物　这类化学物有流行病学和动物实验的明确证据具有致癌性。如以苯并芘为代表的多环芳烃。

(2)可疑致癌物　这类化学物仅有来自临床的报告或多种动物,特别是灵长类动物实验结果证明有致癌性,如镉、黄曲霉毒素和亚硝胺等。

(3)潜在致癌物　这类化学物仅在动物实验中获得阳性结果,但缺乏人群实验资料。

3. 生物因素　以病毒感染最为重要。EB病毒、乳头状瘤病毒、乙肝病毒等与人类恶性肿瘤存在一定的关联。此外,细菌如幽门螺杆菌、霉菌、黄曲霉毒素、血吸虫等与恶性肿瘤的关系亦有报道。在病因学分类中,也有人将生活习惯如吸烟、饮酒、饮食等行为方式归纳为生物因素。

(二)机体因素

机体因素是指除了环境因素之外的一切机体内在的因素,如年龄、性别、种族、内分泌、免疫、遗传及神经精神因素等等。目前对上述这些因素与肿瘤发生的关系尚未阐明。

在机体因素中,遗传因素最为重要。迄今为止恶性肿瘤与遗传有关的证据越来越多。在人群及家系水平上观察到一些癌症家族或家族聚集性,且证实了这些家庭成员都有一种癌症遗传易感倾向。

三、慢性非传染性疾病的流行特征

据世界卫生组织统计,慢性非传染性疾病不仅是发达国家,而且是发展中国家的重要公共卫生问题,是威胁人类健康的首要疾病。在发达国家中,慢性非传染性疾病在总发病或死亡中占大部分比例,如美国2000年前10位死因疾病中7类属于慢性非传染性疾病,占总死亡数的71.2%。发展中国家慢性非传染性疾病死亡已是15岁以上人口死亡的重要原因,估计到2020年,慢性病死亡的一半归因于心血管病。

我国非传染性慢性病发病和患病情况用八个字概括是"发展迅速,形势严峻"。

(一)慢性非传染性疾病在总死亡人数中占绝大部分

2005年,卫生部对全国30个城市和78个县进行死因统计,显示恶性肿瘤、脑血管病、心脏病、呼吸系病等慢性病成为我国居民死亡的主要原因(表7-1)。

表7-1 2005年我国部分地区城乡居民主要死亡原因

顺位	城市居民			农村居民		
	死因	死亡专率(1/10万)	构成(%)	死因	死亡专率(1/10万)	构成(%)
1	恶性肿瘤	126.0	22.9	呼吸系病	123.8	23.5
2	脑血管病	116.6	21.2	脑血管病	111.7	21.2
3	心脏病	98.2	17.9	恶性肿瘤	107.1	20.3
4	呼吸系病	69.0	12.6	心脏病	62.1	11.8
5	损伤和中毒	45.3	8.3	损伤和中毒	44.7	8.5
6	消化系病	18.1	3.3	消化系病	17.1	3.2
7	内分泌、营养、代谢疾病	13.8	2.6	泌尿、生殖系统疾病	7.0	1.3
8	泌尿生殖系统疾病	8.6	1.6	内分泌、营养、代谢疾病	6.2	1.2
9	精神障碍	5.2	1.0	肺结核	2.9	0.6
10	神经系病	4.6	0.8	精神障碍	2.3	0.4

* 资料来源:2005年全国卫生事业发展情况统计公报

(二)发病人数多,发病增长速度较快

由于我国人口数多,加之慢性非传染性疾病的发病或死亡占疾病总数比例高,因此其发病或死亡的绝对数很大,如高血压现患人数达1亿以上,慢性阻塞性肺疾患者2000万,糖尿病患者4000万。

近年来,我国慢性非传染性疾病增长速度较快:20世纪50—70年代,高血压每年新发病例为100多万,而80~90年代为300多万;脑血管意外与冠心病的死亡率从1991年的84.0/10万与25.3/10万,上升到1998年的135.3/10万与42.7/10万,7年时间增加了50%左右;90年代糖尿病的患病率是80年代的4.8倍,估计2025年患病人数将达到1亿,为目前的2.5倍。

(三)主要危险因素的暴露水平不断提高

主要表现在以下几个方面:①吸烟率与量:1996年的男性吸烟率比1984年增加了3.4%;每天平均吸烟量由13支增至15支;开始吸烟的年龄从22岁提前到19岁;②食物结构改变:1992年城乡居民肉、蛋、奶和水产品消费比1982年分别增加了81.1%、200.0%、323.0%和97.4%,而谷类和薯类的消费分别下降了10.9%和49.4%;③体力活动减少:由于工作与生活条件改善,城市地区约有20%居民的体力活动每天不超过20min,每周不超过3d;④肥胖:1992年的城市和农村超重率比1982年分别增加了40%和54%;北京和上海等大城市超重和肥胖的比例已分别达27%和15%以上;⑤城市化趋向:2000年城镇人口为4.56亿,占总人口的36.09%,乡村人口为8.07亿,占63.91%;与1990年相比,城镇人口增长了9.86%;⑥老龄化:目前60岁以上人口已达1.3亿,预计2050年将达4亿。

第三节　慢性非传染性疾病的预防与控制方法

疾病预防和控制工作包括两部分内容：一是预防策略与措施；二是疾病监测。

一、三级预防

慢性病的预防策略与措施是分级预防。它是根据目前对疾病病因的认识、机体的调节功能和代偿状况，以及对疾病自然史的了解来进行。在疾病自然史的每一阶段都可以采取措施，防止疾病的发生或恶化。预防工作可根据疾病自然史相应地分为三级预防。

（一）第一级预防

第一级预防亦称为病因预防，这是最积极最有效的预防措施，措施如下：

1.针对机体预防措施　增强机体抵抗力，戒除不良嗜好等。一级预防适用于社区内的健康人群，采取的主要手段是向群众进行不间断的健康教育，对不利于健康的生活方式进行干预，开展群众性的健康促进活动。例如通过健康教育让人们深入了解吸烟和长期饮酒对健康的危害，开展戒烟竞赛活动，让更多的人参加到戒烟限酒的队伍中来，告诉人们进行体育锻炼的好处，鼓励居民多参加户外活动和体育锻炼，多食蔬菜、水果，减少肉类、蛋类等脂肪饮食的比例，保持健康的心理状态，等等。通过上述这些措施的落实，从整体上提高群众的自我防病意识和自我防病能力，简而言之，一级预防就是通过各种可能的措施，最大限度地降低各种慢性病的发病率，防患于未然，是对抗慢性病的第一道防线。

国际上研究显示，通过改变生活方式可防止80%的冠心病和90%的2型糖尿病的发生；通过合理饮食、坚持体育锻炼和保持正常体重可以预防三分之一的癌症。我国也取得了初步成效，如天津市率先实施健康促进，控制慢性病的主要危险因素，使危险因素的人群暴露降低，经过7年的综合干预，脑卒中发病率男性下降16.3%，女性下降14.8%；冠心病发病率也有下降。

2.针对环境的预防措施　对生物因素、物理因素、化学因素做好预防工作。

3.对社会及其他致病因素的预防　对心理致病因素做好预防工作，不良的心理因素可以引起许多疾病，如高血压、冠心病、癌症、哮喘等大多与心理因素有关。对遗传致病因素做好预防工作，加强优生优育和围生期保健工作，防止近亲或不恰当的婚配。

（二）第二级预防

第二级预防又称"三早"预防，即早发现、早诊断、早治疗，是防止或减缓疾病发展的主要措施。慢性病常是多病因的，而且病因不明者居多，因此要完全做到一级预防是不可能的。但由于慢性病的发生大都是致病因素长期作用的结果，因此做到早发现、早诊断并加以早治疗是可行的。例如宫颈癌从原位癌发展到浸润癌可长达十余年，一般经过5~8年，诊断的时间越早，预后越好。又如冠状动脉粥样硬化性心脏病，根据病理观察，动脉粥样硬化过程始于出生的早年，经过一个相当长的静止期，于中、老年发病。可见，采取"三早"预防完全可以收到成效。

为保证"三早"措施的落实，可根据人力、物力、财力的情况，参照费用-效益或效果分析结果，选用普查、筛检、定期健康检查、高危人群重点项目检查以及设立专门的防治机构等不同方法来实现。对于慢性病,"三早"预防的根本办法是做好宣传和提高医务人员的诊断、治疗水平。通过普查、筛检和定期健康检查以及群众的自我监护,及早发现疾病初期(亚临床型)患者,并使之得到及时合理的治疗。由于慢性病常是经过致病因素长期作用后引起的,给"三早"预防带来一定困难。普查是早期、全面发现疾病的方法。但普查工作不宜广泛应用,因为在短时期内需要集中大量人力、物力。为了简化普查工作,也可采用筛检的方法,以简单的检测方法选出重点的检查对象,然后对有阳性结果者再做详细诊断。如糖尿病的筛检,可先用尿糖试纸检查,尿糖阳性者再做血糖检查,以便确诊糖尿病。除了普查和筛检方法外,还可采用重点登记的方法,如防治高血压、脑血管病和冠心病时,重点放在登记脑卒中和急性心肌梗死两种疾病上,以此来反映和判断高血压和冠心病的严重程度,并作为制订该病防制计划和评定防治效果的依据。

加强卫生宣传教育,使群众了解和重视疾病的早期表现,对实现"三早"预防至关重要。可向群众宣传癌前期病变(本身不是癌,但有可能成为癌的一些病变),通过群众的自我检查达到早期发现某些肿瘤的目的。例如,可以向群众传授有关乳腺癌的防治知识,通过乳房自检来实现早期发现乳腺癌的目的。同时,医务人员应密切观察癌前病变,注意其变化,并及早对其进行治疗。常见的癌前期病变包括黏膜白斑、皮肤角化症、皮肤慢性溃疡、瘘管、黑痣等,肠管、食管、胃、子宫颈的息肉,宫颈糜烂、外翻,以及萎缩性胃炎等。许多人正处于高血压或糖尿病的初期,而自己尚未察觉,如果不进行早期诊断、早期治疗,势必会延误病情,进而发展成严重的并发症,如脑卒中、冠心病、心肌梗死、糖尿病引起的各种心脑血管病、失明、糖尿病足等。患了高血压和糖尿病并不可怕,可怕的是不能及时地控制血压和血糖,如果能做到长期的、及时的控制,其寿命和生活质量就不会受到太大的影响,目前我国的高血压、糖尿病知晓率、治疗率、控制率都很低,这为开展群众性的慢病防治活动带来了不少的困难,二级预防的目的,就是要不断地提高群众对高血压、冠心病、糖尿病等的知晓率、治疗率和控制率。对于知晓率举例来说,假如有100人正在患高血压,而其中只有30人知道自己患了高血压,那么这100人的高血压知晓率就是30%,其余70人还蒙在鼓里,因而就更谈不上及时治疗了。一旦患上高血压、糖尿病,就应当长期服药,使血压或血糖控制在正常范围,这样可以有效防止各种并发症的发生。

有些遗传病的预防,在当前基本属于第二级预防的范畴。除了通过遗传咨询,宣传不近亲结婚等第一级预防措施之外,还可进行产前检查染色体异常和隐性致病基因携带者而早期做出诊断,进而终止妊娠,避免有遗传病的患儿出生。这些属于第二级预防措施。

(三)第三级预防

第三级预防主要是针对病人来说的,是对疾病进入后期阶段的预防措施,此时机体对疾病已失去调节代偿能力,将出现伤残或死亡的结局。此时应采取对症治疗,减少疾病的不良反应,防止复发转移,减少痛苦、延长生命,并实施各种康复工作,力求病而不残,残而不废,促进康复。即通过积极正确的治疗措施,最大限度地延缓和减少慢性病并发症的发生和发展,有些并发症甚至可以治愈,功能恢复正常,而对于那些中晚期的并发症患者,经过治疗可以减轻患者的痛苦,改善患者的生活质量。对已丧失劳动力或伤残者通过康复治疗,促进其身心方面早日康复,使其恢复劳动力,争取病而不残或残而不废,保存其创造经济价值和社会价值的能力。康复治疗的措施包括功能康复和心理康复、社会康复和职业康复等。

二、疾病监测

疾病监测是指长期、连续、系统地收集疾病的动态分布及其影响因素的资料,经过分析将信息上报和反馈,以便及时采取干预措施并评价其效果。

疾病监测定义强调只有长期、连续、系统地收集资料,才能发现疾病的分布规律、发展趋势及其影响因素的变化;也强调了信息的利用和反馈,说明疾病监测只是一种手段和方法,其最终目的是为控制疾病服务。

第四节　常见慢性非传染性疾病的社区综合管理

一、高血压的社区综合管理

高血压可分为原发性和继发性两大类。其中原发性高血压占总高血压患者的95%以上。它既是一种世界性的常见病,又是其他心血管病的主要危险因素,随着我国居民中高血压发病率的不断攀升,高血压已经成为中国人健康的"第一杀手"。

(一)高血压的定义与分级

1.高血压的定义和分类　高血压的定义指体循环动脉收缩压和(或)舒张压的持续升高,流行病学调查证明,人群中血压水平呈连续性分布,正常血压和高血压的划分并无明显界限,高血压的水平是根据临床和流行病学资料人为界定的。

《中国高血压防治指南(2005年修订版)》将高血压定义为:在未用抗高血压药情况下,收缩压≥140mmHg和/或舒张压≥90mmHg。将18岁以上成人的血压按不同水平进行分类(表7-1),将高血压分为1、2、3级;将收缩压≥140 mmHg而舒张压＜90mmHg的单列为单纯性收缩期高血压;将120～139/80～89mmHg列为正常高值,血压处于此范围内者,应认真改变生活方式,及早预防,以免发展为高血压。

表7-2　《中国高血压防治指南(2005年修订版)》中高血压定义和分类

类别	收缩压(mmHg)	舒张压(mmHg)
正常血压	＜130	＜85
正常高值	120～139	80～89
高血压	≥140	≥90
1级高血压("轻度")	140～159	90～99
2级高血压("中度")	160～179	100～109
3级高血压("重度")	≥180	≥110
单纯收缩期高血压	≥140	＜90

注:若收缩压与舒张压分属不同级别时,则以较高的分级为准。

以上诊断标准指在未服抗高血压药情况下,于不同日相对固定时间连续进行三次血压测量,如有两次测得收缩压≥140mmHg和/或舒张压≥90mmHg,排除其他继发因素,诊断为原发性高血压;或一直服药治疗而此次检查血压正常者,也列为高血压;而如果过去有高血压史,长期未经治疗(指 3 个月以上),此次检查血压正常者,不列为高血压。

2.高血压的危险分级 针对高血压患者,通过整体心血管病危险性评估来确定治疗措施是高血压治疗的核心宗旨,也是近年来高血压治疗策略最主要的进展。因为不是所有的高血压患者发生相关疾病和死亡的危险都相同,一旦确诊高血压,要首先进行临床评估,确定高血压病因、潜在危险大小及适宜的治疗措施等。高血压患者的治疗决策不仅根据血压水平,还要根据以下诸方面:①其他心血管危险因素的数量和程度;②靶器官损害;③并存临床情况,如心脑血管病、肾病及糖尿病;④ 患者个人情况及经济条件等。根据高血压患者的血压分级,结合危险因素、靶器官损害以及并存的临床情况等影响预后的因素(表 7-3)确定危险分级。

表 7 - 3　影响预后的因素(1999WHO/ISH)

心血管疾病的危险因素	靶器官损害	并存的临床情况
Ⅰ.用于危险性分层的危险因素 　收缩压和舒张压的水平(1~3 级) 　男性>55 岁 　女性>65 岁 　吸烟 　总胆固醇>5.72mmol/L(220mg/dl) 　糖尿病 　早发心血管疾病家族史(发病年龄男<55 岁,女<65 岁) Ⅱ.加重预后的其他危险因素 　高密度脂蛋白胆固醇降低 　低密度脂蛋白胆固醇升高 　糖尿病伴微白蛋白尿 　葡萄糖耐量减低 　肥胖 　以静息为主的生活方式 　血浆纤维蛋白原增高	左心室肥厚(心电图、超声心动图或 X 线) 蛋白尿和/或血浆肌酐浓度轻度升高 106～177μmol/L(1.2～2.0mg/dl) 超声或 X 线证实有动脉粥样斑块(颈、髂、股或主动脉) 视网膜普遍或灶性动脉狭窄	脑血管疾病 缺血性卒中 脑出血 短暂性脑缺血发作(TIA) 心脏疾病 心肌梗死 心绞痛 冠状动脉血运重建 充血性心力衰竭 肾脏疾病 糖尿病肾病 肾功能衰竭(血肌酐浓度>177μmol/L 或 2.0mg/dl) 血管疾病 夹层动脉瘤 症状性动脉疾病 重度高血压性视网膜病变 出血或渗出 视乳头水肿

按危险因素、靶器官损伤及并存临床情况的合并作用,将危险量化为低危、中危、高危、很高危四层(表 7-4)。

低危层:高血压 1 级、无其他危险因素者。

中危层:高血压 2 级或 1~2 级同时有 1~2 个危险因素者。

高危层:高血压 1~2 级同时有 3 种或更多危险因素,或兼患糖尿病或靶器官损伤者;或高血压 3 级而无其他危险因素者。

很高危层:高血压 3 级同时有 1 种以上危险因素或靶器官损害,或高血压 1~3 级并有临床相关疾病者。

检查病人及全面评估其总危险谱后,判断病人属低危、中危、高危或很高危,确定其治疗策略:

表 7-4　高血压危险分层

其他危险因素和病史	血压(mmHg)		
	1 级 SBP140～159mmHg 或 DBP90～99mmHg	2 级 SBP160～179mmHg 或 DBP100～109mmHg	3 级 SBP≥180mmHg 或 DBP≥110mmHg
Ⅰ.无其他危险因素	低危	中危	高危
Ⅱ.1～2 个危险因素	中危	中危	很高危
Ⅲ.≥3 个危险因素或靶 器官损害或糖尿病	高危	高危	很高危
Ⅳ.并存临床情况	很高危	很高危	很高危

(1)高危及很高危患者　无论经济条件如何,必须立即开始对高血压及并存的危险因素进行药物治疗。

(2)中危患者　先观察患者的血压及其他危险因素数周,进一步了解情况,然后决定是否开始药物治疗。一般监测血压及其他危险因素 3～6 个月,收缩压≥140mmHg 或舒张压≥90mmHg 开始药物治疗;收缩压<140mmHg 或舒张压<90mmHg 可继续监测。

(3)低危患者　观察患者相当一段时间,然后决定是否开始药物治疗。一般监测血压及其他危险因素 6～12 个月,收缩压≥150mmHg 或舒张压≥95mmHg 开始药物治疗;收缩压<150mmHg 或舒张压<95mmHg 可继续监测。

(二)高血压发病的危险因素

国际公认的高血压发病危险因素是:超重、高盐膳食及中度以上饮酒。我国流行病学研究也证实这三大因素与高血压发病显著相关,但又各自有其特点。

1.体重超重和肥胖　中国成人正常体重指数(BMI：kg/m^2)为 19～24kg/m^2,体重指数≥24kg/m^2 为超重,≥28kg/m^2 为肥胖。其中男性腰围≥90cm、女性腰围≥80cm 者称为腹型肥胖。人群体重指数的差别对人群的血压水平和高血压患病率有显著影响。我国人群血压水平和高血压患病率北方高于南方,与人群体重指数差异相平行。基线体重指数每增加 3,4 年内发生高血压的危险女性增加 57%,男性增加 50%。

我国 24 万成人数据汇总分析表明,BMI≥24kg/m^2 者患高血压的危险是体重正常者的 3～4 倍,患糖尿病的危险是体重正常者的 2～3 倍,具有 2 项及 2 项以上危险因素的人患高血压及糖尿病的危险是体重正常者的 3～4 倍。BMI≥28kg/m^2 的肥胖者中 90% 以上患上述疾病或有危险因素聚集。男性腰围≥85cm、女性腰围≥80cm 者高血压的危险为腰围低于此界限者的 3.5 倍,其患糖尿病的危险为腰围低于此界限者的 2.5 倍,其中有 2 项及 2 项以上危险因素聚集者患高血压及糖尿病的危险为正常体重的 4 倍以上。

2.饮酒　按每周至少饮酒一次计算,我国中年男性人群饮酒率约 30%～66%,女性为 2%～7%。男性持续饮酒者比不饮酒者 4 年内高血压发生危险增加 40%。

3.膳食高钠盐　我国人群食盐摄入量高于西方国家。北方人群食盐摄入量每人每天约 12～18g,南方为 7～8g。膳食钠摄入量与血压水平呈显著相关性,北方人群血压水平高于南方。人群平均每人每天摄入食盐增加 2g,则收缩压和舒张压分别升高 2.0mmHg 及 1.2mmHg。

4.其他危险因素　高血压的其他危险因素还有遗传、性别、年龄、工作压力过重、心理因素、高脂血症等。大量临床资料证明高血压与遗传因素有关,如父母均患高血压,其子女的高血压发生率可达 46%;父母中一人患高血压,子女高血压发生率为 28%;父母血压正常,子女高血压发生率仅为 3%。女性在更年期以前,患高血压的比例较男性略低,但更年期后则与男性患病率无明显差别,甚至高于男性。

(三)高血压患者的社区管理

以社区为基础建立高血压病的管理网络,从高血压患者的发现、确诊,到高血压病情程度的确定和分期、病人的教育、心理行为指导和随访、治疗方案的商讨和执行,均应实行规范化管理,以确保早诊断、早治疗和及早管理高血压患者,尽早通过行为干预和药物治疗,预防和控制高血压,最大限度地减少或延缓高血压并发症的发生,降低高血压的危害程度。

1.确定管理对象

(1)门诊筛查 医生在诊疗过程中,通过血压测量发现或确诊高血压患者,包括免费为门诊 35 岁以上的首诊患者测量血压,以早期发现高血压患者;或者在药店、医院、社区居委会等场所设置血压测量点,增加检出的机会。

(2)通过社区卫生调查或进行专项慢性病筛查,发现高血压患者。

(3)健康体检 定期或不定期地开展从业人员健康体检,检出高血压患者,特别是无症状高血压患者。

2.建档 对管理对象及时建立健康档案,内容包括:患者的基本信息、现病史、家族史、既往史、用药情况、生活行为(饮食、运动、吸烟、饮酒等)等;体检记录、辅助检查、诊断和治疗情况(高血压分级,饮食、运动、药物处方);随访管理计划及随访记录等。

3.随访

(1)随访目的 对高血压患者进行随访是实行社区病例管理的重要方式,通过随访主要达到以下目的:

①根据患者血压级别和其他危险因素情况,进行患者危险分层(表 7-2、7-3),实行分级管理。

②对患者进行临床评估,确定管理级别,制订个体化规范治疗和随访管理方案。

③进行健康教育和患者自我管理的指导。

④监测患者的血压、各种危险因素和临床情况的改变以及观察疗效并进行随访记录。

(2)随访内容

①血压动态情况:指导患者对血压定期自我监测和记录,或为患者测量和记录血压值,分析和评价最近血压控制情况。

②健康行为改变情况:记录患者现有的不健康生活方式和危险因素,开展有针对性的健康教育,普及健康知识,提供健康处方,教会患者改变或/和消除行为危险因素的技能,进行生活方式和危险因素动态监测。

③药物治疗情况:了解患者就诊和药物使用情况,评价药物治疗的效果。对于治疗有效的患者,督促其坚持用药;对于效果不佳的患者,督促其到综合医院调整治疗方案。

④根据患者病情和高血压分级管理要求,督促患者定期去医院做心、肾功能检查和眼底检查。发现患者出现靶器官损害可疑情况时,应及时督促患者去医院进一步检查。

(3)随访管理要求

①一级管理

管理对象:男性年龄<55 岁,女性年龄<65 岁,高血压 1 级、无其他心血管疾病危险因

素,按照危险分层属于低危的高血压患者。

管理要求:至少3个月随访一次,了解血压控制情况,针对患者存在的危险因素情况采取非药物治疗为主的健康教育处方。当单纯非药物治疗6~12个月效果不佳时,增加药物治疗。

②二级管理

管理对象:高血压2级或1~2级、同时有1~2个其他心血管疾病危险因素,按照危险分层属于中危的高血压患者。

管理要求:至少2个月随访一次,了解血压控制情况,针对患者存在的危险因素采取非药物治疗为主的健康教育处方,改变不良生活方式。当单纯非药物治疗3~6个月效果不佳时,增加药物治疗,并评价药物治疗效果。

③三级管理

管理对象:高血压3级或合并3个以上其他心血管疾病危险因素,或合并靶器官损害或糖尿病合并临床情况者,按照危险分层属于高危和很高危的高血压患者。

管理要求:至少1个月随访一次,及时发现高血压危象,了解血压控制水平。加强规范降压治疗,强调按时服药,密切注意患者的病情发展和药物治疗可能出现的副作用,发现异常情况,及时向患者提出靶器官损害的预警与评价,督促患者到医院进一步治疗。

(4)随访管理形式

①门诊随访管理:适用于定期去社区卫生服务机构就诊的患者。全科医生利用患者就诊时开展患者管理。

②社区个体随访管理:适用于卫生资源比较充裕的社区,可满足行动不便或由于各种原因不能定期去医院就诊的患者的需要。全科医生可通过在社区设点或上门服务开展患者管理,并按照要求填写高血压患者管理随访卡。

③社区群体随访管理:适用于卫生资源不很充裕的社区,可满足行动不便或由于各种原因不能定期去社区卫生机构就诊的患者。全科医生可通过在社区设立高血压俱乐部或高血压管理学校等各种形式开展患者群体管理。

上述各类随访方式,都应当将随访情况及时记入患者健康档案。

(5)管理效果评估 每年度对每个管理对象进行血压控制效果评估。按照患者全年血压控制情况,分为优良、尚可、不良三个等级。社区医师根据患者的全年血压控制评估结果,结合其高血压危险级别(每年进行一次临床评估),确定患者的管理级别。重新确定的管理级别与原级别不同的患者,应转入新确定的级别进行管理。

优良:全年有3/4以上时间血压记录在140/90mmHg以下(>9个月);

尚可:全年有1/2以上时间血压记录在140/90mmHg以下(6个月~9个月);

不良:全年有1/2或以下时间血压记录在140/90mmHg以下(≤6个月)。

4.转诊 为了确保患者的安全和有效治疗,在进行病例管理中,社区卫生服务机构应将符合转诊条件的高血压患者及时转向综合性医院,由专科医师为患者进一步明确诊断,制订和调整个体化的治疗方案,待血压控制稳定后转回社区卫生服务机构,由社区全科医生继续对患者进行随访和管理。

转诊条件:符合下列条件之一的患者,应由社区卫生服务机构转出,进入综合医院进行诊断和治疗。

(1)初次就诊怀疑高血压,社区卫生服务机构不能诊断的患者。

(2)在社区管理的高血压患者,当出现以下情况时,应及时转诊:

①经过饮食和运动治疗,血压控制不能达标,需要开始药物治疗;

②规律药物治疗2~3个月,降压效果不满意者;

③血压控制平稳的患者,再度出现血压升高并难以控制;

④血压波动很大,临床处理困难者;

⑤出现高血压急、慢性并发症的症状;

⑥出现新的严重临床情况或靶器官损害;

⑦患者服降压药后出现不能解释或处理的不良反应;

⑧重度高血压(收缩压≥180mmHg和/或舒张压≥110mmHg)的患者;

⑨高血压危象,应就近做紧急处理,将血压降至160/100mmHg或在原血压基础上降低20%~25%后尽快转诊;

⑩妊娠或哺乳期有高血压的妇女;

⑪其他难以处理的情况。

(四)高血压患者的综合治疗

1.非药物治疗 高血压的非药物治疗是指针对高血压患者和高危个体存在的可控制的危险因素,指导患者和高危个体采取相应的健康措施,包括改善生活方式,消除不利于心理和身体健康的行为和习惯,达到预防和控制高血压以及减少其他心血管病的发病危险。非药物治疗是所有高血压患者的基础治疗,应终身进行。全科医生应定期随访患者,对其生活方式的变化进行监测和督促,以提高干预的效果。《中国高血压防治指南(2005年修订版)》推荐的非药物治疗内容见表7-5。

表7-5 高血压患者的非药物治疗内容

措施	目标
减重	减少热量,膳食平衡,增加运动,BMI保持在20~24kg/m²
膳食限盐	北方首先将每人每日平均食盐量降至8g,以后降至6g;南方可控制在6g以下
减少膳食脂肪	总脂肪<总热量的30%,饱和脂肪<10%,增加新鲜蔬菜每日400~500g,水果100g,肉类50~100g,鱼虾类50g,蛋类每周3~4个,奶类每日250g,每日食油20~25g,少吃糖类和甜食
增加及保持适当体力活动	一般每周运动3~5次,每次持续20~60min。如运动后自我感觉良好,且保持理想体重,则表明运动量和运动方式合适
保持乐观心态,提高应激能力	通过宣教和咨询,提高人群自我防病能力。提倡选择适合个体的体育、绘画等文化活动,增加老年人社交机会,提高生活质量
戒烟、限酒	不吸烟;不提倡饮酒;如饮酒,男性每日饮酒精量不超过25g,即葡萄酒小于100~150ml(2~3两),或啤酒小于250~500ml(半斤~1斤),或白酒小于25~50ml(0.5~1两);女性则减半量,孕妇不饮酒。不提倡饮高度烈性酒。高血压及心脑血管病患者应戒酒

2.药物治疗 对于需接受进行药物治疗的患者选择合适的降压药物,可以最大限度地降低心血管疾病的死亡和病残的总危险。药物治疗遵循以下原则:

(1)强调治疗要达到目标血压 如无特殊合并症的高血压患者通常应将血压降至

140/90mmHg以下。

（2）小剂量开始，逐步增加以获得最低有效剂量。

（3）合理联合用药，在单药治疗效果差时，采用两种或两种以上药物。

（4）24h平稳降压，尽可能使用每日给药一次的长效制剂。

（5）避免频繁换药，但患者耐受性差，或用药4～6周后疗效反应很差，可换药。

（6）个体化治疗。

（7）长期用药。

降压药物主要有六大类，即利尿剂、β受体阻滞剂、血管紧张素转换酶抑制剂（ACEI）、钙拮抗剂（CCB）、血管紧张素Ⅱ受体拮抗剂（ARB）和α受体阻滞剂。各类降压药物选用的临床参考和高血压常用降压药物请参考《中国高血压防治指南（2005年修订版）》。

（五）高血压病例社区管理的评估

对高血压病例社区管理工作进行效果评价的指标主要有：

1.建档率　指社区发现的高血压患者中建立健康档案的比例。

2.规范管理率　指社区发现的高血压患者中由本社区卫生服务中心（乡镇卫生院）进行规范管理的高血压患者比例。

3.控制率　指由本社区卫生服务机构管理的高血压病例中，血压控制效果评定等级为"优良"和"尚可"的高血压患者所占比例。

4.高血压知识知晓率　指本社区居民中了解高血压防治基本知识的居民所占比例。由于不可能对所有居民进行这方面的测试，可采取随机询问一定数量居民的方法进行测试。

二、糖尿病的社区综合管理

（一）糖尿病的定义和诊断

1.定义　1999年WHO专家咨询委员会提出，糖尿病是由多种病因引起的代谢紊乱，其特点是慢性高血糖，伴有胰岛素分泌不足和/或作用障碍，导致碳水化合物、脂肪、蛋白质代谢紊乱，造成多种器官的慢性损伤、功能障碍或衰竭。

1999年WHO咨询报告和国际糖尿病联盟西太区委员会正式公布了新的、基于病因的分型方案。新的分类将糖尿病分为4型，即1型糖尿病、2型糖尿病、妊娠期糖尿病和其他特殊类型。指出糖耐量损害（IGT）只是一种重要的糖尿病危险因素，而不是一种独立的糖尿病类型，新分类将其看作是糖耐量异常自然病程的一个分期，空腹血糖达不到糖尿病诊断标准时，才能诊断为IGT，它是一种重要的代谢紊乱综合征。

2.糖尿病的诊断标准　糖尿病的诊断主要根据血糖浓度的测定，尿糖测定结果仅供诊断参考，目前WHO认可，被中国采用的诊断标准为1999年WHO提出的诊断标准，见表7-6。

表7-6　糖尿病诊断标准

1. 典型糖尿病症状，且任何时候血糖浓度≥11.1mmol/L（200mg/dl）。
   典型的糖尿病症状包括多尿、多饮和无法解释的体重降低。

2. 空腹血糖（fast plasma glucose，FPG）≥7.0mmol/L（126mg/dl）。空腹是指无热量摄入至少8h。

3. 糖耐量试验（oral glucose tolerance test，OGTT）中，葡萄糖负荷（75g无水葡萄糖）后2h血糖（2h PG）≥11.1mmol/L（200mg/dl）

除了糖尿病患者以外,还有一组个体,他们的血糖水平尚未达到糖尿病的诊断标准,但又不能被看作是正常。这组个体为空腹血糖损害(IFG)或糖耐量损害(IGT)(表7-7)。

表7-7 糖尿病及其他类别高血糖的诊断标准

	葡萄糖浓度 (mmol/L)		
	全血		血浆
	静脉	毛细血管	静脉
糖尿病			
空腹 或	≥6.1	≥6.1	≥7.0
OGTT 2h	≥10.0	≥11.1	≥11.1
糖耐量损害(IGT)			
空腹 或	< 6.1 及	< 6.1 及	< 7.0 及
OGTT 2h	≥6.7	≥7.8	≥7.8
空腹血糖损害(IFG)			
空腹 或	≥5.6及< 6.1	≥5.6及< 6.1	≥6.1及< 7.0
OGTT 2h	< 6.7	< 7.8	< 7.8

(二)糖尿病的危险因素

1.1型糖尿病　1型糖尿病的发生可能与T细胞介导的自身免疫导致胰岛β细胞的选择性破坏,胰岛素分泌减少和绝对缺乏有关。遗传、环境、免疫调节和化学因子等多种因素都可能促发。遗传因素的作用可能是提供了发病的易感性,而环境因素可能具有促发疾病的作用。

2.2型糖尿病　2型糖尿病主要是由遗传和环境因素引起外周组织(主要是肌肉和脂肪组织)胰岛素抵抗(IR)和胰岛素分泌缺陷,导致机体胰岛素相对或绝对不足,使葡萄糖摄取利用减少,从而引发高血糖,导致糖尿病。

(1)遗传因素　2型糖尿病有很强的家族聚集性,糖尿病亲属中的患病率比非糖尿病亲属高4~8倍。中国人2型糖尿病的遗传度为51.2%~73.8%,一般高于60%,而1型糖尿病的遗传度为44.4%~53.7%,低于60%,可见两型的遗传是各自独立的,2型糖尿病具有更强的遗传倾向。

(2)肥胖(或超重)　肥胖是2型糖尿病最重要的易患因素之一。大量的横断面研究和纵向研究都表明体重指数(BMI)与发生2型糖尿病的危险性呈正相关关系,无论男女性别和许多种族都如此。我国11省市的调查发现,DM和IGT患病率随着体重的增加而上升,超重患DM的危险(RR)为正常人的2.36倍,而肥胖的RR达3.43。

(3)体力活动不足　许多研究发现体力活动不足增加糖尿病发病的危险,活动量少的人与爱活动的人相比,2型糖尿病的患病率相差2~6倍。有规律的体育锻炼能增加胰岛素的敏感性和改善糖耐量。

(4)膳食因素　高能饮食是明确的2型糖尿病的重要膳食危险因素。日本相扑运动员每日摄能达4500~6500kcal,比一般日本人的2500kcal高得多,他们中40%发展为2型糖尿病。目前认为,摄取高脂肪、高蛋白、高碳水化合物和缺乏纤维素的膳食也可能与发生2型糖尿病有关。

(5)早期营养 有人提出生命早期营养不良可以导致后来的代谢障碍和增加发生IGT和2型糖尿病的危险。低体重新生儿较高体重新生儿在成长期更容易发生糖尿病,母亲营养不良或胎盘功能不良可以阻碍胎儿胰腺β细胞的发育。

(6)糖耐量损害 IGT是指患者血糖水平介于正常人和糖尿病之间的一种中间状态。WHO在1999年公布的新的糖尿病诊断标准与分型方案中,已正式将IGT看成2型糖尿病的一个高危险因素。在IGT患病率高的人群,糖尿病患病率一般也高。研究发现,IGT在诊断后5~10年进行复查时,大约有1/3的人发展为糖尿病,1/3转化为血糖正常,1/3仍维持IGT状态。如果IGT伴有以下因素,即原空腹血糖≥5.0mmo/L,餐后2h血糖≥9.4mmo/L,BMI>25,腹部肥胖和空腹胰岛素水平增加等,更易转化为糖尿病。而改善膳食和增加体力活动有利于降低IGT向糖尿病的转化率。

(7)胰岛素抵抗(IR) 临床观察发现,肥胖、2型糖尿病、高脂血症、高血压、冠心病及脑血管意外等病理过程常合并存在,提示这些疾病可能存在共同的病理生理机制,即胰岛素抵抗。胰岛素抵抗是指机体对一定量的胰岛素的生物学反应低于预期正常水平的一种现象,常伴有高胰岛素血症。研究证实,胰岛素抵抗是2型糖尿病高危人群的重要特征之一。在糖耐量正常或减低的人发展为2型糖尿病的过程中,循环胰岛素水平起主要作用。空腹胰岛素水平高的人更易发展为IGT或2型糖尿病。肥胖者发展成2型糖尿病前,先有胰岛素抵抗出现。

(8)社会经济状况 糖尿病与社会经济状况紧密相关。富裕国家的糖尿病患病率高于发展中国家。即使在不发达国家,富人的糖尿病患病率也明显高于穷人。我国1994年的调查亦发现,糖尿病的患病率随收入的增加而增加,而且经济收入越高、文化程度越低者发生糖尿病的危险性越大。

(9)高血压及其他易患因素 许多研究发现高血压患者发展为糖尿病的危险比正常血压者高,其他如文化程度、社会心理因素、出生及1岁时低体重、服药史、心血管疾病史也可能是2型糖尿病的易患因素。

总之,糖尿病的发生是遗传与环境因素共同作用所致。无论1型或2型糖尿病,单由遗传因素或环境因素引起者仅占少数,95%是由遗传、环境、行为多种危险因素共同参与和/或相互作用引起的多因子病。遗传因素是糖尿病发生的潜在原因,具有遗传易感性的个体在环境因素如肥胖、体力活动减少、高能膳食、纤维素减少及生活水平迅速提高等因素的作用下,更易于发生2型糖尿病。

(三)糖尿病病例的社区管理

1.确定管理对象

(1)因症就诊 医生在诊疗过程中,通过检测血糖在就诊者中发现和诊断糖尿病患者。

(2)高危人群筛查 根据糖尿病高危人群界定条件,在高危人群中进行血糖筛查。糖尿病高危人群指:年龄在40岁以上;有糖尿病家族史;肥胖者;曾患妊娠糖尿病的妇女;娩出过巨大儿的妇女;高血压者;高血脂者。建议高危人群每年进行一次血糖检测。

(3)社区卫生调查发现糖尿病患者。

(4)其他途径 社区糖尿病流行病学调查、健康体检等。

134

2.建档 对管理对象及时建立管理档案。内容包括：患者的基本信息、现病史、家族史、既往史、用药情况、生活行为(饮食、运动、吸烟、饮酒等)等；体检记录、辅助检查、诊断和治疗情况(饮食、运动、药物处方)；随访管理计划及随访记录等。

3.糖尿病患者的随访管理

(1)目的

①根据对患者制定的个体管理计划实施干预和管理，进行非药物治疗和药物治疗，帮助患者建立患者自我管理，视病情发展进行转诊帮助，实现连续、动态管理。

②对患者进行病情监测，定期为患者进行病情、并发症和相关危险因素的评估，及时发现问题，并采取适当的干预措施。

(2)随访内容

①了解患者病情，评估治疗情况。

②了解行为改变情况，调整非药物治疗方案，教会患者改变和消除行为危险因素的技能，进行生活方式和危险因素动态监测。

③了解患者就诊和药物使用情况，评价药物治疗的效果。对于治疗有效的患者，督促其坚持用药；对于效果不佳的患者，督促其到综合医院调整治疗方案。

④督促定期化验检查：根据糖尿病分类管理要求，督促患者定期检查血糖、血压、糖化血红蛋白等，检查相关并发症，发现患者出现靶器官损害可疑情况，督促患者到医院进一步治疗。

⑤进行患者自我管理技能指导，了解、检查患者自我管理的情况，对其提供必要的知识和技能支持。

(3)随访要求

①常规管理

管理对象：血糖水平比较稳定；无并发症或并发症稳定的患者；不愿参加强化管理的患者。

随访要求：对常规管理的患者，要求每年随访至少6次。每次随访都应了解患者的症状、体征、血糖、血压、血脂等指标，了解糖尿病及其并发症的变化，以及药物治疗、非药物治疗、患者自我管理等情况。

②强化管理：

管理对象：符合以下任一条件的患者应实行强化管理：已有早期并发症；自我管理能力差；血糖控制情况差；其他特殊情况如妊娠、围手术期、1型糖尿病等(包括成人迟发性自身免疫性糖尿病)；治疗上有积极要求；相对年轻，病程短者。

随访要求：要求每年随访至少12次，内容与常规管理相同。

糖尿病患者分类管理随访具体内容与频度见表7-8。表中血压、血糖的测量包括患者自测数。此随访内容与频度适用于无明显并发症的患者，对于出现并发症或其他异常者，应视其具体病情决定检查内容和频度。

表7-8 糖尿病患者分类管理随访内容与频度

内容		常规管理	强化管理
了解患者病情	症状、体征、血糖、血压及治疗随访情况	每年至少6次	每年至少12次
非药物治疗	饮食治疗 运动治疗 心理治疗	每年至少6次	每年至少12次
药物治疗	合理用药指导	每2月至少评估1次	每1月至少评估1次
健康教育和患者自我管理	糖尿病及相关并发症防治知识和技能;及患者自我管理知识和技能	每年至少6次;侧重提高患者随访和治疗的依从性;强化非药物治疗;提高患者自我管理能力和自我监测水平	每年至少12次 在常规管理基础上,强化规范药物治疗和并发症防治内容
临床监测指标	血糖	每2周1次	每周至少2d测量,其中至少测量1次空腹血糖和1次餐后血糖。希望达到测量空腹血糖及早、中、晚三餐后血糖各1次
	血压	伴发高血压的患者,每周1次; 未伴发高血压的患者,每3个月至少1次	伴发高血压的患者,每周1~2次; 未伴发高血压的患者,每月1次
	血脂	每年至少1次	每年至少1次,血脂异常者每6个月1次
	糖化血红蛋白	最好3个月1次,至少1年1次	每3个月1次
	尿微量白蛋白	1年至少1次	1年至少1次
	心电图	1年至少1次	1年至少2次
	尿常规	1年至少1次	半年至少2次
	神经病变	1年至少1次	半年至少2次
	视网膜检查	每年1次	每年1~2次
	足部检查	每年1次	每年2~3次
	血纤维蛋白原	选择做	每年1次
	血小板聚集率	选择做	每年1次
	颈动脉超声检查	选择做	视心血管危险因素而定

(四)糖尿病病例社区管理的评估指标

主要指标与高血压病例管理基本相同。一般包括建档率、规范管理率、控制率、糖尿病知识知晓率等。

三、肿瘤的社区综合管理

恶性肿瘤已被称为严重危害人民生命和健康的常见病、多发病,已成为一个重大的公共卫生问题。据1989年至1997年间统计年鉴分布的资料(表7-9),在城市地区恶性肿瘤死亡数在男性中占第一位,在女性中占第二位;农村地区则恶性肿瘤死亡数占男性总死亡的第二位,占女性的第三位(表7-9)。上述位次在近十年来几无变化。

表7-9　1989－1997年恶性肿瘤占死亡总人数的构成(%)

年份 类别	1989	1990	1991	1992	1993	1994	1995	1996	1997
城市总计	21.42	21.88	22.39	21.66	21.75	21.83	21.85	21.66	22.71
男性	24.51	24.98	25.46	24.67	24.74	24.85	24.83	24.45	25.45
女性	17.70	18.16	18.62	18.00	18.17	18.14	18.24	18.25	19.31
农村总计	15.33	17.47	16.11	16.18	16.35	16.51	17.25	16.36	17.12
男性	17.65	20.41	18.67	18.66	18.78	18.61	19.80	18.81	19.44
女性	12.57	17.39	13.00	14.10	13.97	13.93	14.09	13.37	14.26

(一)肿瘤的危险因素

恶性肿瘤的发生、发展涉及多种因素,既有环境的,又有机体的。这多种因素的作用方式可以相继或同时,持续或间歇,反复或单次,而且在致癌过程中所起的作用也不一样。各因素间可以单纯地相加,也可以彼此协同,甚至也可以彼此拮抗;作用可以直接发生于局部细胞,也可通过代谢或神经体液机制而影响远隔部位的组织细胞;作用的持续时间也可长短不一,等等。正是由于这种复杂性,以及恶性肿瘤演变过程的漫长(潜伏期可长达几年,甚或数十年),使得恶性肿瘤的发生、发展机制的阐明非常困难。因此,恶性肿瘤的病因因果关系不像其他许多疾病那样易于被阐明。

1. 外界因素

(1)化学因素　①烷化剂,如有机农药、硫芥、乙酯杂螨醇等,可致肺癌及造血器官肿瘤等。②多环芳香烃类化合物,如煤烟垢、煤焦油、沥青等,与该类物质经常接触的工人易患皮肤癌与肺癌。近年来认为内源性胆蒽类物,如胆酸及类固醇激素的化学结构与之很相似,经细菌作用后的脱氧胆酸钠有可能转变为致癌物甲基胆蒽。③氨基偶氮类化合物,易诱发膀胱癌、肝癌。其致癌性是由于其体内代谢产物。④亚硝胺类,与食管癌、胃癌和肝癌的发生有关。⑤真菌毒素和植物毒素,如黄曲霉毒素易污染粮食,可致肝癌、肾癌、胃与结肠的腺癌;苏铁素、黄樟素及蕨类毒素也可致肝癌。⑥其他,如金属(镍、铬、砷)可致肺癌等,氯乙烯能诱发人肝血管肉瘤,二氯二苯基、三氯乙烷(DDT)和苯可致肝癌。

(2)物理因素　①电离辐射,如由于X线防护不当所致的皮肤癌、白血病等,一度成为放射工作者的职业病;此外,吸入放射污染粉尘可致骨肉瘤和甲状腺肿瘤等,也属医源性致癌的原因之一;②紫外线,可引起皮肤癌,尤对易感性个体(着色性干皮病患者)作用明显;③其他,如烧伤深瘢痕长期存在易癌变,皮肤慢性溃疡可能致皮肤鳞癌,石棉纤维与肺癌有关,这些可能是局部物理刺激作用所致。

(3)生物因素　主要为病毒。如 EB 病毒与鼻咽癌、伯基特淋巴瘤相关,单纯疱疹病毒反复感染与宫颈癌有关,乙型肝炎病毒与肝癌有关。此外,幽门螺杆菌感染与胃癌的发生有关;埃及血吸虫可致膀胱癌,华枝睾吸虫与肝癌有关,日本血吸虫病可引起大肠癌。

在病因学分类中,也有人将生活习惯如吸烟、饮酒、饮食等行为方式归纳为生物因素。不良的生活方式与习惯作为恶性肿瘤的危险因素,当首推吸烟。营养与膳食不合理在恶性肿瘤发生中也起了很大作用。在肝癌高发区肝癌死亡率与玉米摄入量等呈正相关,与大米、蛋白质、蔬菜和水果摄入量呈负相关。

2.内在因素

(1)遗传因素　遗传与人类肿瘤的关系虽无直接证据,但肿瘤有遗传倾向性,即遗传易感性,如结肠息肉病、乳腺癌、胃癌等。相当数量的食管癌、肝癌、鼻咽癌病人也有家族史,故遗传易感性不可忽视。

(2)内分泌因素　与肿瘤发生有关的激素,较明确的有雌激素和催乳素与乳腺癌有关;雌激素与子宫内膜癌有关等。生长激素可以刺激癌的发展。

(3)免疫因素　先天或后天免疫缺陷者易发生恶性肿瘤,如丙种球蛋白缺乏症患者易患白血病和淋巴造血系统肿瘤,获得性免疫缺陷综合征(艾滋病)患者易患恶性肿瘤,肾移植后长期使用免疫抑制剂者肿瘤发生率较高。

(二)恶性肿瘤的三级预防

1.病因预防　病因预防即为一级预防。即防止空气、饮水、食物和工作场所中致癌物和可疑致癌物摄入,预防有关病毒感染、改变生活方式与习惯中的吸烟、饮酒和不合理膳食等均是一级预防的内容。

(1)戒烟　以立法和行政手段禁止一切形式的烟草广告和向未成年人销售烟草;通过健康教育等手段劝阻吸烟,提倡不吸烟、少吸烟和戒烟,力争人群吸烟率有较大幅度的下降,另一方面要限制卷烟中的焦油和尼古丁含量。

(2)合理膳食　食物多样,谷类为主;多吃蔬菜、水果和薯类;每天吃奶类、豆类制品;适量吃鱼、禽、蛋和瘦肉,少吃肥肉和荤油;食量与体力活动相平衡,保持适当体重;膳食宜清淡少盐;吃清洁卫生、不变质的食物。

(3)预防感染　由于乙型肝炎与肝癌的联系显著,目前应抓好乙肝疫苗的人群接种,以有效控制肝癌的发病率。

(4)主要恶性肿瘤的一级预防措施　针对肺癌的是戒烟,防止空气、水、居室的污染,消除氡、砷和石棉等有害物质;针对肝癌,要防止乙肝病毒感染;胃癌则是少盐摄入,消除幽门螺杆菌感染,吃新鲜蔬菜和水果,戒烟,饮茶;食管癌则防止食物霉变,去除亚硝胺类摄入,施用钼肥,积极治疗增生等癌前病变,并改变不良生活习惯;乳腺癌的防制措施是少脂肪饮食,多吃蔬菜和水果,多参加体育锻炼等。

2.早发现、早诊断、早治疗　"三早"预防即二级预防,是目前恶性肿瘤预防中的首要措施。要达到早发现、早诊断和早治疗,一是开展人群的肿瘤筛检,二是通过健康教育等手段,使群众对恶性肿瘤有应有的警惕,知晓恶性肿瘤的前期病变。

3.对症治疗,积极康复　对晚期恶性肿瘤患者,也要积极治疗,主要是对症治疗,以最大限度地减轻病人的痛苦,争取延长寿命的同时,应积极争取有较好的生命质量。

(三)肿瘤患者的社区管理

1.确定管理对象

(1)因症就诊 医生在诊疗过程中,在就诊者中发现和诊断肿瘤患者。

(2)医院治疗后出院患者。

(3)社区卫生调查发现疑似患者。

(4)其他途径 社区健康体检等。

2.建档 对管理对象及时建立管理档案。内容包括:患者的基本信息、现病史、家族史、既往史、用药情况、生活行为(饮食、运动、吸烟、饮酒等)等;体检记录、辅助检查、诊断和治疗情况;随访管理计划及随访记录等。

3.肿瘤患者的随访管理 随访肿瘤的治疗不能仅以病人治疗后近期恢复即告结束,如果出现复发或转移也需积极治疗。因此肿瘤治疗后还应定期对病人进行随访和复查。

(1)随访的目的

①早期发现有无复发或转移病灶。有些肿瘤在复发和转移后及时进行治疗仍能取得较好的疗效,如大肠癌术后单发的肝转移、乳腺癌术后胸壁局部复发等可再次行手术治疗,仍能得到较满意的效果。

②研究、评价、比较各种恶性肿瘤治疗方法的效果,提供改进综合治疗的依据,以进一步提高疗效。

③随访对肿瘤病人有心理治疗和支持的作用。

(2)随访制度 在恶性肿瘤治疗后最初 2 年内,每 3 个月至少随访一次,以后每半年复查一次,超过 5 年后每年复查一次直至终生。复查的内容根据不同肿瘤而有所不同,主要包括如下:肿瘤切除后有无局部和区域淋巴结复发情况,如乳腺癌术后检查胸壁、腋窝淋巴结和锁骨上淋巴结情况等。

第八章 消　毒

传染病在人群中的发生、发展有赖于传染源、传播途径和易感者的互相联系和相互作用。目前传染病预防措施都是针对传染源、传播途径和易感人群三个基本环节的,其中针对传播途径的措施主要有消毒(杀虫和灭鼠)。这些措施的目的就在于打断流行过程的连续性,阻止传染病的传播,从而预防和控制传染病的发生与流行,保护人类健康。

第一节　消　毒

一、消毒的概念

消毒是指杀灭或清除停留在体外传播因素上的存活病原体或其他有害微生物,使其达到无害的程度。消毒是针对病原微生物和其他有害微生物的,只要将有害微生物的数量减少到无害的程度,而并未要求将所有有害微生物全部杀死或清除。消毒剂是指用于杀灭无生命体上微生物的化学药物。用于皮肤黏膜消毒的药品也称为消毒剂。灭菌是指用物理的或化学的方法杀灭或清除一切活的微生物。灭菌要求将微生物的存活概率减少到最低限度。灭菌剂是指能杀灭一切微生物的药物。消毒是切断传播途径的重要措施之一。消毒的意义在于预防传染病及其他疾病的传播与流行、防止医院感染和消除生物制剂的污染。

二、消毒的种类

按消毒的目的,消毒可分为预防性消毒和疫源地消毒。

1. 预防性消毒　指没有发现明显的传染源时,对可能受到病原体或有害微生物污染的场所或物品进行的消毒。

2. 疫源地消毒　指对存在或曾经存在传染病传染源的疫源地进行的消毒,其目的是消灭或清除传染源排出的病原体。

按消毒的时机,消毒可分为随时消毒和终末消毒。

1. 随时消毒　指传染源存在时,对其排泄物、分泌物及所污染的物品及时进行的消毒。

2. 终末消毒　指病人脱离(住院、死亡和移开)疫源地或消除传染状态(痊愈)后,对疫源地进行的最后一次彻底的消毒。如传染病病人在出院以后对其所住病房所进行的消毒。

需要进行终末消毒的传染病有霍乱、伤寒与副伤寒、细菌性痢疾、病毒性肝炎、脊髓灰质炎、肺结核和炭疽等。某些在外界抵抗力很弱、排出体外以后很快死亡的病原体所致的传染病无需作终末消毒。

三、消毒剂的种类

1.高效消毒剂概念及常见分类　指可杀灭一切细菌繁殖体(包括分支杆菌)、病毒、真菌及其孢子等,对细菌芽孢(致病性芽孢菌)也有一定杀灭作用,达到高水平消毒要求的制剂。

高效消毒剂有醛类(甲醛、戊二醛)、过氧化物类(过氧化氢、过氧乙酸)。

2.中效消毒剂概念及常见分类　指仅可杀灭分支杆菌、真菌、病毒及细菌繁殖体等微生物,达到消毒要求的制剂。中效消毒剂对芽孢无效。

中效消毒剂有醇类消毒剂,最常用的是乙醇和异丙醇,它可凝固蛋白质,导致微生物死亡。

酚类消毒剂,包括苯酚、甲酚、卤代苯酚及酚的衍生物,常用的煤酚皂又名来苏尔,其主要成分为甲基苯酚。

3.低效消毒剂概念及常见类别　指仅可杀灭细菌繁殖体和亲脂病毒,达到消毒要求的制剂。对亲水性病毒和芽孢、结核杆菌等无效。

低效消毒剂有:季铵盐类的新洁尔灭、双胍类的氯乙啶、金属离子类铜、汞、银等。

四、消毒法与效果评价

常用的消毒方法可分为物理消毒法、化学消毒法和生物消毒法。

(一)物理消毒法

物理消毒法指用物理因素杀灭或清除病原微生物的方法。常用的物理消毒方法有自然净化、机械除菌、热力、辐射、超声波与微波消毒等。

1.热力消毒法　指通过热力高温使病原体的蛋白质发生凝固,从而达到消毒目的。此类方法主要有:

(1)煮沸法　该法可靠、有效,一般煮开5min至15min以上,即可杀死细菌繁殖体、真菌和病毒等。可用于食具、一般金属器械、棉织品等的消毒。

(2)高压蒸汽灭菌法　此法是最可靠又安全的灭菌方法。在灭菌处理过程中,待消毒物品必须清洗干净,盛放的物品总体积不能超过灭菌容器的80%,而且物品的上下左右应互相隔开一定距离。在使用消毒锅的过程中,务必按照科学步骤和规程进行操作,以确保安全和消毒质量。

(3)干热灭菌法　一般需要160℃经2h或170℃经1h才能达到灭菌要求。此法容易破坏被消毒的物品。适用于外科手术刀、剪、凡士林油剂和玻璃器械的消毒。

2.紫外线消毒法　通常使用普通热阴极低压汞紫外线消毒灯。其功率规格有40W、30W、20W、15W等。紫外线消毒的适宜温度是20~40℃,相对湿度小于60%。此法可用于物品表面的消毒以及手术室、实验室、车间、仓库等的空气消毒。

(二)化学消毒法

化学消毒法指用化学消毒剂作用于病原体,使病原体的蛋白质产生不可恢复的变性,以达到杀灭或清除病原微生物的目的。理想的化学消毒剂应具有杀菌谱广、有效浓度低、作用速度快、性质稳定、易溶于水、不易受其他物理和化学因素的影响、对物品无腐蚀性、价格低廉、无色、无味和无臭等条件。化学消毒法的效果受到消毒剂的种类、浓度、剂量、作用时间和温度等影响。

(三)生物消毒法

生物消毒法指利用活的生物作消毒因子来清除病原体的方法。如在污水的净化过程中,可利用缺氧条件下厌氧微生物的生长来阻碍需氧微生物的存活。

由于各种传染病病原体的种类、存活时间、传染力、传播媒介与途径、被消毒对象的性质、疫源地现场的特点等不尽相同,因此,所选用的消毒方法也不同。有些传染病(如伤寒、副伤寒、细菌性痢疾、病毒性肝炎、脊髓灰质炎、炭疽、布鲁菌病、鼠疫、霍乱等)的病原体在体外生存时间较长,传播能力强,必须使用杀菌能力强的高效灭菌剂(如过氧乙酸、环氧乙烷、甲醛等)、热力或辐射消毒;有些传染病(如麻疹、百日咳、流行性脑脊髓膜炎、流行性腮腺炎等)的病原体在体外生存时间不长,传播能力弱,可采用通风等消毒方法;对一些不直接在人间传播的虫媒传染病(如斑疹伤寒、回归热等),一般可不采取消毒措施,但要做好杀虫工作。另外,选择消毒方式还应考虑现场条件,如地面缺水,宜采用粉剂喷洒;水源充足,则用液体喷洒;在人口密集的场所不能使用大量刺激性或有毒气体消毒;靠近火源的场所,不宜使用环氧乙烷等易燃易爆气体消毒。疫源地内各种对象的消毒方法见表8-1。

表8-1 疫源地各种对象的消毒方法

对 象	消 毒 方 法
粪便与尿	1)加10%～20%漂白粉乳液,用量为粪便的2倍,一般作用2～4h,病毒性肝炎6h,肠炭疽12h 2)稀便:直接加漂白粉粉剂,用量为粪便的1/5,作用时间同上
痰及口鼻分泌物	1)纸盒盛装后焚毁 2)加10%漂白粉乳液(1/5量干粉)作用1～2h,病毒性肝炎作用2～4h 3)加0.5%～1.0%过氧乙酸溶液,作用30～60min,浸泡要没过容器 4)加95%乙醇,用量为痰及分泌物的2倍,作用30～60min
呕吐物	使用漂白粉粉剂,用量为呕吐物的1/5,作用2h(霍乱)
脓液	1)用10%漂白粉上清液,作用2h。肠炭疽用20%浓度,作用12h 2)用0.5%过氧乙酸溶液,作用30min。肠炭疽用1%浓度,作用1h
剩余食物	煮沸10～20min,炭疽、结核和病毒性肝炎等煮沸20～30min
便盆,痰杯	1)2%～5%漂白粉上清液,作用30～60min 2)0.2%～0.5%过氧乙酸溶液洗净,浸泡30～60min 3)5%～10%来苏儿溶液,作用1～2h
书籍,纸币	1)环氧乙烷熏蒸,用量2500mg/L,作用2h(20℃) 2)福尔马林熏蒸,用量为50ml/L,作用1～2h,炭疽用量为125ml/L,作用3h
食具(餐具、茶具等)	1)煮沸10～15min 2)0.5%～1.0%过氧乙酸溶液,浸泡30～60min 3)2%～5%漂白粉上清液,作用30～60min
水果、蔬菜等	1)0.2%过氧乙酸溶液洗净,浸泡10～30min 2)0.5%～1.0%臭氧溶液洗净,作用5～10min 3)0.5%碘伏原液作1:30稀释,洗净,浸泡5～10min

续 表

对　象	消　毒　方　法
饮用水	1)煮沸 5～10min 2)含 25％～32％有效氯的漂白粉 4～16mg/L,作用 30min 3)液氯,用量 1～4mg/L,作用 30min 4)2.5％碘酒:取 20ml 碘酒加入 50kg 水中,作用 10min 即可饮用
日常用品 (衣物,用具 等)	1)高压蒸汽灭菌 2)0.2％～0.5％过氧乙酸溶液洗净,浸泡 30～60min 3)环氧乙烷熏蒸,用量 2500mg/L,作用 2h(20℃) 4)福尔马林熏蒸,用量为 50ml/m³,作用 1～2h,炭疽及病毒性肝炎用量为 125ml/m³,作 　用 3h 5)煮沸 10～15min 6)0.3％过氧乙酸溶液或 2％漂白粉上清液浸泡 30～60min,再用清水漂洗
手(病人和 医务人员)	1)0.2％过氧乙酸溶液浸泡 1～2min 后用清水冲洗 2)2％碘酊涂擦后用 70％乙醇擦净 3)0.5％碘伏涂擦,作用 1～3min 4)醇类消毒剂涂擦,自然干燥
运输工具	1)0.5％～1.0％过氧乙酸,作用 30～60min,再用清水擦净 2)5％～10％漂白粉上清液喷雾或擦拭,作用 30～60min
居室与家具	1)0.5％～1.0％过氧乙酸溶液喷雾或擦拭作用 1～2h 2)0.5％～2％过氧乙酸气溶胶喷雾,用量 8ml/m³,作用 30min 3)1.5％过氧乙酸熏蒸,用量 3000mg/m³,作用 60～90min 4)福尔马林熏蒸,用量为 25～50ml/m³,作用 12h 5)紫外线照射,作用 30～60min
尸体	1)一般传染病尸体,用 10％漂白粉上清液喷雾或擦拭,作用至少 30min 2)鼠疫、霍乱和炭疽病人尸体,首先用棉球蘸含氯消毒剂堵塞出口防止液体渗出,并用塑料 　薄膜包严,然后焚化,或深埋 2～3m,棺内尸体上下铺以 3～4cm 厚漂白粉,并做好标志

消毒的效果可用杀菌效果和杀灭率来评价。同时也可用灭活指数、K 值和 D 值表示消毒效果。杀菌效果可用消毒后的菌数比消毒前菌数减少的对数值来表示。其计算公式如下:

$$杀菌效果＝lg\ 消毒前菌数－lg\ 消毒后菌数$$

杀灭率是指消毒过程中杀灭微生物的百分率,其计算公式如下:

$$杀灭率(\%)＝\frac{消毒前菌数－消毒后菌数}{消毒前菌数}×100\%$$

灭活指数是指消毒后微生物减少的程度,即以处理后微生物存活个数去除原有微生物数,然后将结果化为 10 的乘方以表示之。如原有菌数为 10000000,处理后菌数为 1,则灭活指数为 10^7。当灭活指数为 10 时,则杀灭率为 90％。K 值表示消毒的速度,K 值越大,表示消毒速度越快。D 值是指杀灭 90％的微生物所需要的时间,D 值是 K 值的倒数。D 值越大,杀灭速度越慢。如某消毒方法的 D 值为 10,则表示作用 10min,即可使杀灭率达到 90％。

第二节 医院各类消毒、灭菌操作

一、手术器械、用品的消毒(略)

二、一般诊疗用品的消毒

(一)适用范围

适用于一般常规使用的诊疗用物品(如体温计、听诊器、血压计袖带、压舌板、开口器、舌钳、吸引器、引流瓶、胃肠减压器、氧气湿化瓶、呼吸机及麻醉机的螺纹管、氧气面罩、麻醉面罩等)。

(二)清洁与消毒的方法

1.接触未损伤皮肤的器具清洁、消毒　接触皮肤的一般诊疗用品如血压计袖带、听诊器,保持清洁,若有污染应及时以清洁剂与水清洁。血压计袖带若被血液、体液污染,应在清洁的基础上使用含有效溴或有效氯250～500mg/L的消毒剂浸泡30min后再清洗干净,晾干备用。听诊器可在清洁的基础上用乙醇擦拭消毒。腋下体温计每次用后应在清洁的基础上选用75%酒精或含有效溴500～1000mg/L的二溴海因浸泡30min,或过氧乙酸1000mg/L浸泡10～30min后,清水冲净,擦干,清洁干燥保存备用。

2.接触未损伤黏膜的器具清洁、消毒　接触黏膜的一般诊疗用品如扩阴器、开口钳、舌钳、压舌板、口表、肛表等器具,用后应先清洗去污,擦干,耐高温的器具如扩阴器、开口器、舌钳、压舌板、可选择压力蒸汽灭菌后清洁干燥保存备用;不耐高温的器具如口表、肛表,可在清洁的基础上采用75%乙醇或二溴海因或含氯消毒剂500mg/L浸泡30min,或过氧乙酸1000mg/L浸泡10～30min后,清水冲洗,擦干,清洁干燥保存备用。

3.通过管道间接与浅表体腔黏膜接触的器具清洁与消毒方法　通过管道间接与浅表体腔黏膜接触的器具,如氧气湿化瓶、呼吸机和麻醉机螺纹管、氧气面罩、麻醉口罩、胃肠减压器、吸引器、引流瓶等器具,可在清洁的基础上,耐高温的管道与引流瓶可采用压力蒸汽灭菌,不耐高温的部分可清洁后浸泡在含氯或含溴消毒剂500mg/L中浸泡30min后清水冲洗,晾干,清洁干燥,封闭保存备用。有条件的医院可采用洗净消毒装置进行洗净,80～93℃消毒,烘干自动完成,清洁干燥,封闭保存备用。

4.分枝杆菌、经血液传播病原体污染器具的消毒灭菌方法　如遇分枝杆菌、炭疽菌、气性坏疽杆菌、肝炎病毒、人类免疫缺陷病毒等感染的器具,应先采用含氯或含溴消毒剂1000～2000mg/L浸泡30～45min后,清水冲洗,擦干,耐高温的管道与引流瓶、开口器、舌钳、压舌板等可采用压力蒸汽灭菌,不耐高温的部分可在清洁后再次浸泡在二溴海因消毒剂1000～2000mg/L浸泡30～60min后,清水冲洗,晾干,清洁干燥,封闭保存备用。有条件的医院可直接放置在清洗灭菌装置内洗净、灭菌依次完成,可有效地减少环境污染及保护医务人员。

(三)注意事项

1.任何物品在消毒、灭菌前均应充分清洗干净。

2.清洗可用流水冲洗,清洁剂去污,管道可先采用酶制剂浸泡,再用流水冲洗干净,浸泡在相应的消毒剂中消毒或灭菌。

3.使用的消毒剂应严格检测其浓度,有效期内使用,确保消毒、灭菌效果。

4.消毒、灭菌后的医疗用品必须在干燥、封闭环境中保存,避免保存过程中再污染,一旦发现有污染应再次根据需要进行消毒或灭菌。

5.消毒灭菌物品的有效期一过,应重新消毒灭菌。

三、医务人员手的消毒

(一)适用范围

适用于外科手术前后医护人员手的消毒,在进行各种诊疗活动前后手的消毒,以及诊疗过程中需要消毒时手的消毒。

(二)手消毒

1.外科手清洗(略)

2.卫生手消毒 医护人员在各种操作前,应用皂液搓洗双手、流水冲洗。进行各种操作后,应进行手的卫生消毒。

(1)各种治疗、操作前的消毒 进行各种治疗、操作前,医务人员用抗菌皂液和流水洗手,如果手被感染性材料污染,应使用有效消毒剂搓擦 2min 后,用抗菌皂液、流水洗净擦干后进行各种操作。

(2)连续治疗和操作的消毒 若接连进行治疗和操作时,每接触一个病人后都应当用抗菌皂液和流水洗手,或用快速手消毒液搓擦 2min,也可以用氧化电位水洗手消毒。

3.接触传染病病人的手消毒

(1)医务人员为特殊传染病病人检查、治疗、护理之前,应戴一次性手套或无菌乳胶手套,每接触一个病人应更换一副手套,操作结束后用抗菌皂液及流水洗手。

(2)若双手直接为传染病病人检查、治疗、护理或处理传染病病人污染之后,应将污染的双手使用消毒液搓擦消毒 2min,再用皂液和流水洗手。

(3)连续进行检查、治疗、护理病人时,每接触一个病人后都应用抗菌皂液流水洗手,或用快速手抗菌消毒剂搓擦 2min。

(4)接触污染物品、微生物实验室操作后的手消毒:医护人员接触污染源之前,应戴好一次性手套或乳胶手套,然后进行操作,操作后脱手套用肥皂液、流水洗净。如手直接接触污物者,操作后应将污染双手使用含醇或碘消毒剂搓擦 2min,再用皂液、流水洗净。

(三)注意事项

1.洗手时应用肥皂和流水将手洗净。

2.当手与病人接触前后,或与微生物污染源接触后(包括脱手套后)必须用皂液、流水或用含醇的手消毒剂洗净双手,包括手部皮肤和指甲的所有表面。

3.在进行侵入性操作前如放置血管导管、导尿管,可选用手快速消毒剂进行洗手消毒。

4.外科洗手应将双手和前臂、指甲等彻底洗净后,再按程序做外科手消毒。

第三节　防疫部门防护服的要求

防护服应为衣裤连体,具有高效的液体阻隔(防化学物)性能、过滤效率高、防静电性能好等。一旦明确病原学,应按相应的防护级别进行防护。

(1)穿戴防护用品的顺序:戴口罩→戴帽子→穿防护服→戴上防护眼镜→穿上鞋套或胶鞋→戴上手套,将手套套在防护服袖口外面。(戴口罩也可放在第三步)

(2)脱掉防护用品的顺序:摘下防护镜→解防护服→摘掉手套→脱掉防护服→摘帽子→摘口罩→脱下鞋套或胶鞋→洗手、消毒。

参考文献

[1] 李德. 预防医学. 第 2 版. 北京:人民卫生出版社,2000

[2] 叶葶葶. 预防医学. 第 3 版. 北京:人民卫生出版社,2001

[3] 黄吉武. 预防医学. 第 3 版. 北京:人民卫生出版社,2005

[4] 傅华. 预防医学. 第 4 版. 北京:人民卫生出版社,2003

[5] 叶宜德. 预防医学. 北京:高等教育出版社,2006

[6] 刘紫萍. 预防医学. 北京:高等教育出版社,2009

[7] 仲来福. 预防医学. 第 2 版. 北京:人民卫生出版社,2004

[8] 陈学敏,环境卫生学. 北京:人民卫生出版社,2004

[9] 詹平,环境卫生学. 北京:科学出版社,2008

[10] 杨克敌,环境卫生学. 第 5 版. 人民卫生出版社,2003

[11] 吴坤. 营养与食品卫生学. 第 5 版. 北京:人民卫生出版社,2005

[12] 高永清等. 营养与食品卫生学. 北京:科学出版社,2008

[13] 蔡美琴. 公共营养学. 北京:中国中医药出版社,2006

[14] 王翠玲. 营养与膳食. 北京:科学出版社,2010

[15] 金泰廙. 职业卫生与职业医学. 第 6 版. 北京:人民卫生出版社,2007

[16] 金泰廙. 职业卫生与职业医学. 第 5 版. 北京:人民卫生出版社,2003

[17] 吴争鸣等. 国家基本公共卫生服务培训指导. 北京:中国科学技术出版社,2010

[18] 梁震宇. 社区卫生服务工作指南. 北京:化学工业出版社,2006

[19] 王建华. 流行病学. 北京:人民卫生出版社,2003

[20] 卫生部. 预防接种工作规范

[21] 国家执业医师资格考试实践技能应试指南. 北京:人民卫生出版社,2009

图书在版编目(CIP)数据

公共卫生 / 钟要红主编. — 杭州：浙江大学出版
社,2012.7(2021.7 重印)
ISBN 978-7-308-10280-3

Ⅰ. ①公… Ⅱ. ①钟… Ⅲ. ①公共卫生—卫生服务—
中国 Ⅳ. ①R199.2

中国版本图书馆 CIP 数据核字(2012)第 166022 号

公共卫生

钟要红 主编

丛书策划	阮海潮(ruanhc@zju.edu.cn)
责任编辑	阮海潮
封面设计	姚燕鸣
出版发行	浙江大学出版社
	（杭州市天目山路 148 号　邮政编码 310007)
	（网址：http://www.zjupress.com)
排　　版	浙江时代出版服务有限公司
印　　刷	广东虎彩云印刷有限公司绍兴分公司
开　　本	787mm×1092mm　1/16
印　　张	10
字　　数	256 千
版 印 次	2012 年 7 月第 1 版　2021 年 7 月第 3 次印刷
书　　号	ISBN 978-7-308-10280-3
定　　价	29.00 元